からだはアライメントが9割

―骨・筋肉・関節・神経・血管・内臓などの「並び具合」が大切―

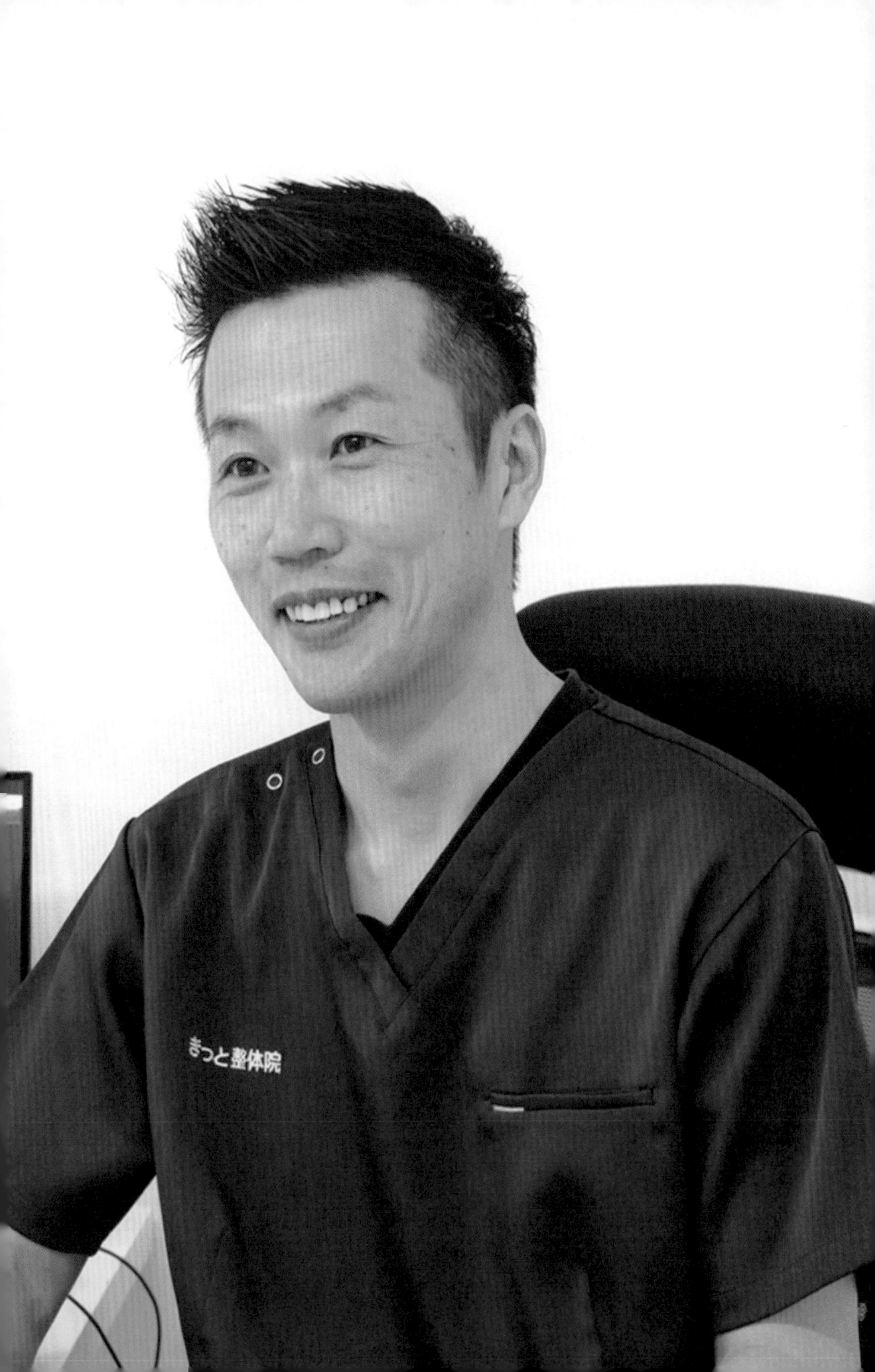
きっと整体院

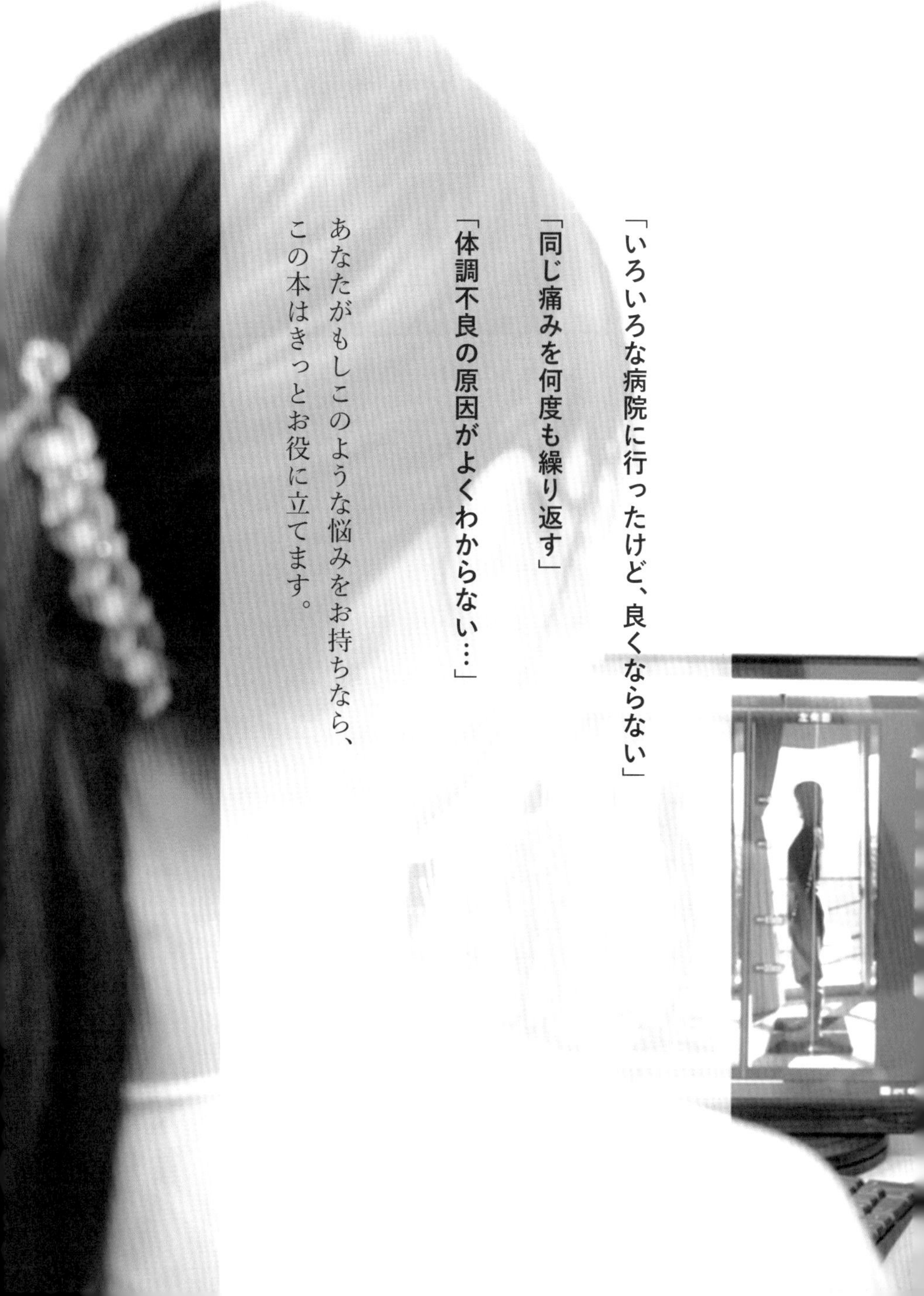

「いろいろな病院に行ったけど、良くならない」

「同じ痛みを何度も繰り返す」

「体調不良の原因がよくわからない…」

あなたがもしこのような悩みをお持ちなら、
この本はきっとお役に立てます。

ほとんどの不調は、きっと良くなる！
困っている人を助けたくて

こんにちは。高原信二です。

私は現在、大阪で整体院を経営しています。

以前は、理学療法士として整形外科に勤務。トップアスリートの試合や合宿に帯同するスポーツトレーナーとしても活動していました。

「患者さんの痛みをとってあげたい」

「困っている人を助けたい」

という情熱は周囲に驚かれるほどで、良さそうな治療法があると聞けば全国各地へ飛んで行く日々。

西洋医学や東洋医学はもちろん、

「人間を理解する手がかりになるなら…」

と、医療現場では使わないような知識も貪欲に詰め込んできました。何十万円もの受講費を次々と支払い、試行錯誤のあまり給料だけでは支払えず、借金をしながら…です。気付けば、高級車が買えるほどの金額を勉強代に注ぎ込んでいました。

「もっと良い治療法があるのでは…」

と、セミナー依存に陥っていたのです。

周囲には**世界トップクラスの超一流現場で活躍する師匠たちがいて、「究極のメソッド」を私に教えてくれていたのに…**です。最新の治療法やまだ自分が知らないスゴい技術を求めて、約10年さまよい続けていました。

しかしあるとき、

「あらゆる痛みや体調不良を緩和するメソッドは、これだ！」

と確信できるものに気付きました。


それが、この本で伝えたい「**アライメント**」です。

アライメントを整えれば、ほとんどの不調は緩和する。

言い換えるなら、**ほとんどの痛みや不調はアライメントの崩れから始まります。**

アライメントを知っている人にも知ってもらいたい理由

「アライメント」という言葉は、初めて聞く方もいらっしゃるかもしれませんね。
一方で、医療現場やフィットネス業界ではよく使われる言葉なので、ご存じの方もいらっしゃるかもしれません。
アライメントについての知識がある方も、もう少しだけ、私の話にお付き合いくだされば幸いです。

なぜなら、アライメントについて知っているつもりでも、その本当の重要性を理解している施術家はほとんどいない。

これが、現在の施術業界やフィットネス業界の現状だからです。

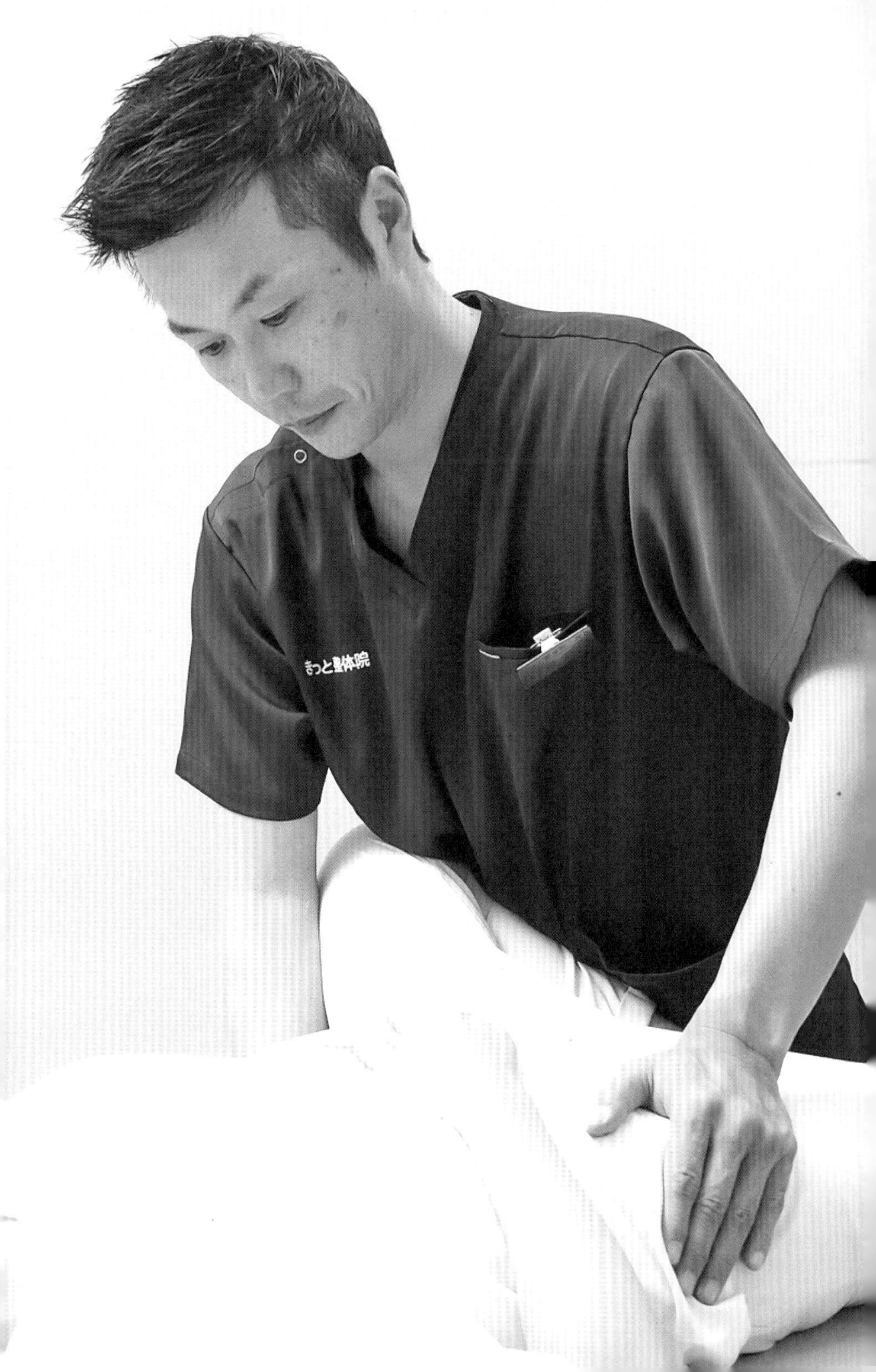
きっと整体院

これまで出会った20万人の患者さん・お客様が教えてくれた

理学療法士として駆け出しの頃の私は、

「患者さんの役に立ちたい」

という一心でしたが、痛みの緩和にどう対応したら良いかわからず、戸惑っていました。

そして毎日何十人と向き合っているうちに気付いたことは、

「抱えている痛みが同じでも、痛みの出る原因は一人ひとり違う」

ということです。

たとえば「ひざが痛い」という症状には、骨盤のゆがみから派生したケースもあれば、足首のねじれから派生したケースもあります。昨日来た患者さんと今日来た患者さんでは、症状が同じように見えても、原因が全く違うために、治療法も全く違うということは日常茶飯事です。

「同じ痛みでも、原因は一人ひとり違う」

この真実に気付いたとき、目の前の患者さんそれぞれの症例が、学びを与えてくれる先生になりました。

そして20年以上にわたり、日々現場でお一人おひとりの症例から学ばせていただくなかで、**誰にでも共通していること**に気が付きはじめます。

それが「**ほとんどの場合、アライメントさえ整えれば緩和する**」ということです。

私にアライメントの重要性を気付かせ教えてくれたのは、お世話になった師匠たちはもちろんのこと、何よりも、これまで出会ってきた20万人以上の患者さん・お客様です。

その出会いのほとんどが一期一会でした。たった一度見させていただいただけの方もたくさんいます。

もしかしたら、今読んでくれているあなたも、そのお一人かもしれませんね。

痛みの原因は違っても共通する「原理原則」

多くの患者さんと長年向き合ってきて、私はようやく確信しています。

「痛みの原因は違っても、ほとんどはアライメントさえ整えれば緩和する」

「アライメントの正しい理解が広まれば、痛みや不調に悩む人が激減する。たくさんの人が100歳までイキイキと生きられるはず！」と。

アライメントは、長年模索し続けてようやくたどり着いた**原理原則**です。

そしてこの原理原則は、実は私が新人だった頃に、師匠が最初に教えてくださった考え方でもあったのです。

理学療法士になって一番初めに教わったことが、実は究極だった。

答えは最初から自分の中にあった。灯台下暗しです。

アライメントについて、ぜひあなたにも正しく知ってほしい。

本にまとめるにあたって、医療知識のない方にも難しくならないように、わかりやすく伝えられるようにと努力しました。

ご縁あってこの本を手に取り、ここまで読み進めてくださったあなたのお役に立てるなら、こんなに嬉しいことはありません。

少しでも、痛みから楽になってもらいたいから。
元気なからだで、人生をイキイキと過ごしてもらいたいから。

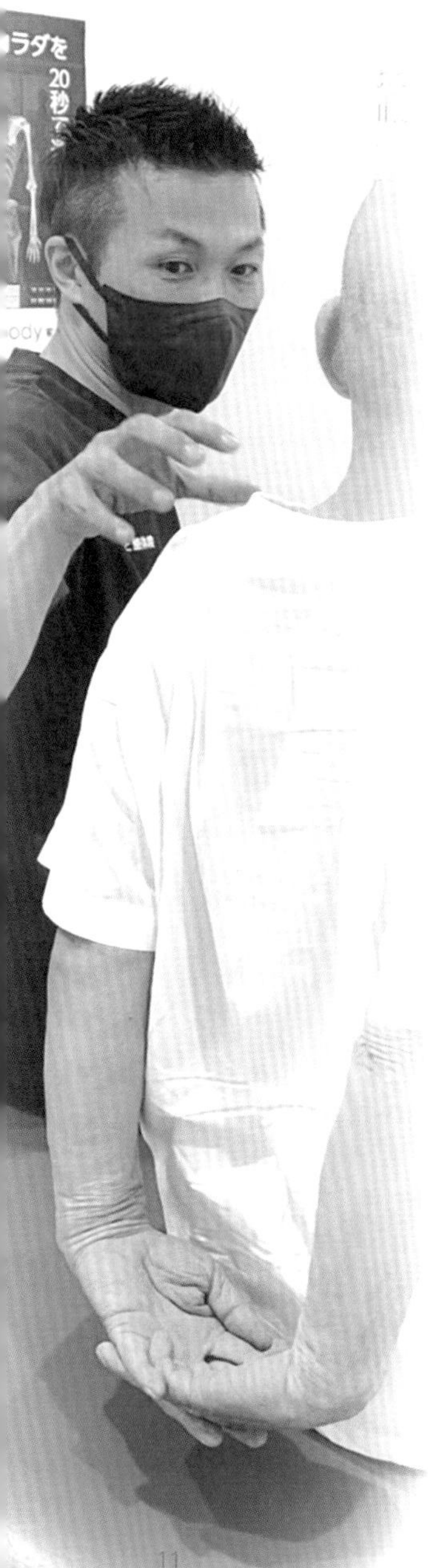

施術家さんにこそ気付いてほしい基本中の基本の重要さ

「お客さんをなかなか治せずに困っている…」

という施術家さんにこそ、アライメントについて理解を深めていただけたらと願っています。

私も多くの施術家と同じように、「あの手技が良いのでは」「最新の技術が助けになるのでは…」と模索し続けてきた一人です。

ご縁に恵まれ偶然にも、世界トップレベルのスポーツトレーナーの施術を目の当たりにする環境に居続けられたのですが、**彼らが最も重視して駆使しているのが、基本中の基本とも言われる「アライメント調整の正確さ」**だったのです。

施術家がこの原理原則に気付いて学びを深めてくだされば、**お手上げに感じていたお客様の痛みを和らげられる可能性が高まるはず**です。そして私がお伝えしたい原理原則は、特殊な知識や技術などではなく、**人体のとらえ方**なのです。

一人でも多くの施術家が

「先生、ありがとう。おかげで痛くなくなったよ！」

と言ってもらえたら、私もとても嬉しいです。

より良い施術のお役に立てたらと願っています。

先人の知恵と経験の集大成をあなたにもシェアします

この本でこれからお伝えするアライメント理論は、「**これまで出会った患者さん・お客様全員と一緒に確立した整体法**」と言っても過言ではありません。

また、師匠や元上司、仕事仲間、共に学んだ仲間、家族、最新の医療機器、先人が積み上げた臨床結果、私が経験した数々の失敗と挫折など、**全てのご縁が教えてくれたもの**と言えるとも思っています。

その膨大な経験と知識を、あなたにもシェアさせていただきます。

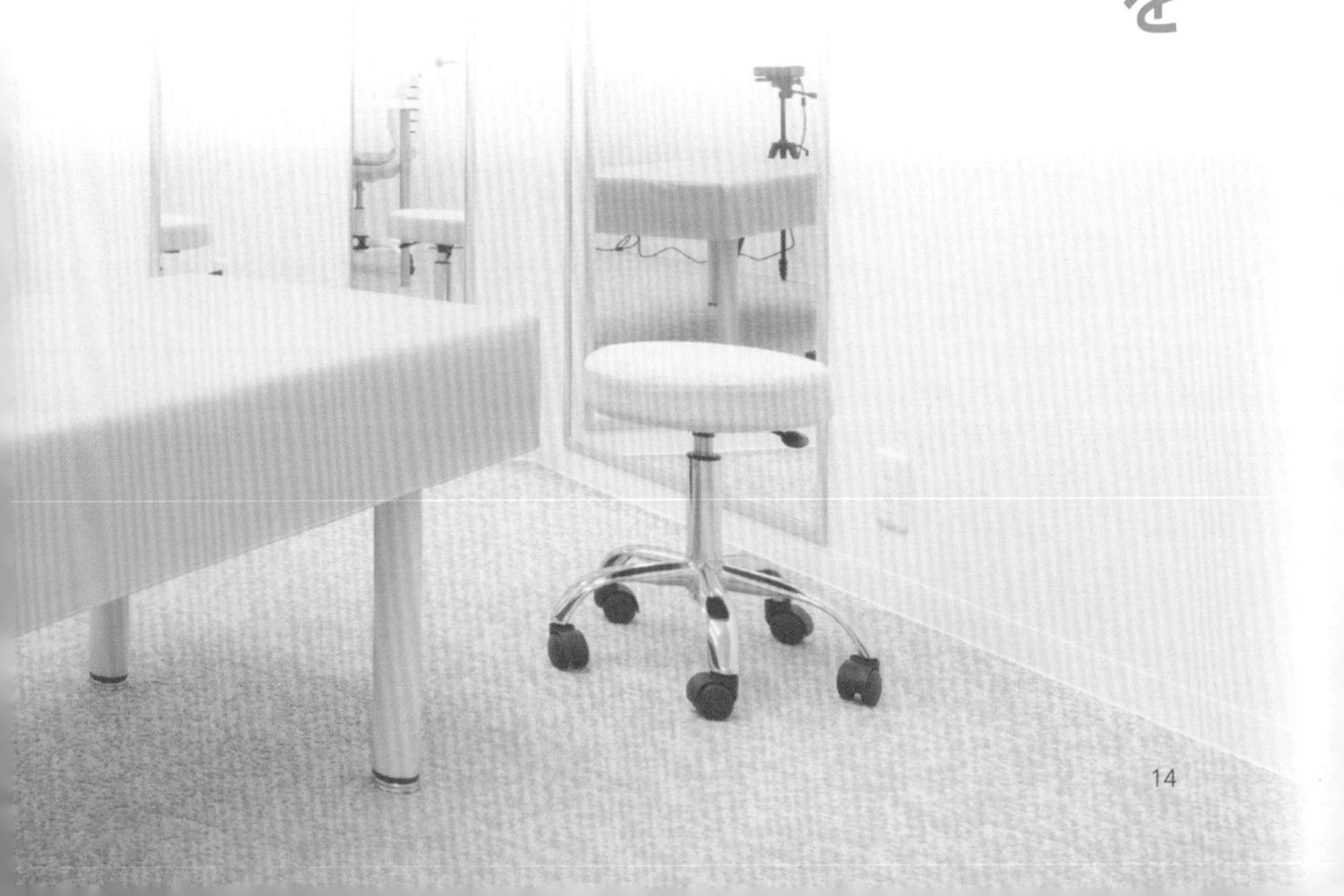

読み終わる頃には少しでも今より光が差して、人生がさらに前向きになられていることを願って。

その不調、アライメントを整えて緩和しましょう！
きっと良くなりますよ。

そして施術家さんへ。

困っている人を一緒に助けられる仲間にぜひなってください！

きっと整体院 最高技術責任者　高原信二

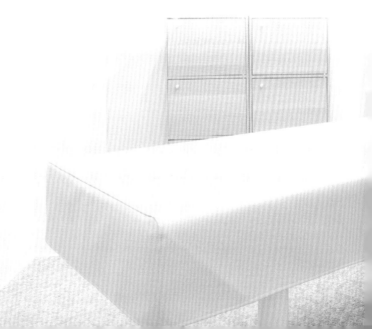

はじめに

第3章　ほとんどの不調・痛みはアライメントの崩れが原因

第4章　アライメントが整うとすっきりキレイ！

第8章　正しいアライメントのために気を付けたいこと・大切なこと

第9章　イキイキ元気になった！お客様の症例

第10章　これからの施術業界のために 施術家へ伝えたいこと

おわりに

第1章

「アライメント」とは施術家も知らない重要性

日本のトレーナーは世界トップレベル
彼らが現場で使う「アライメント」

日本のスポーツトレーナーは、世界トップレベル。

この事実をご存じでしょうか？

以前、テレビでこんなシーンを見ました。

海外リーグで活躍した日本サッカー界のレジェンド3人によるトーク。トークテーマは、「海外で通用する日本人選手は、誰？」。

3人が最も共感しあった結論はなんと、

「日本人で海外で一番活躍できるのは、スポーツトレーナーだよね。ダントツでレベルが高い！」

という内容。

スポーツ界において世界で最も通用する日本人はトレーナーだ、というのです。世界を見てきたレジェンド3人が口を揃えて言うのですから、間違いないのでしょう。

オリンピックの現場では、諸外国のスポーツトレーナーたちが日本のトレーナーの動きをよく観察しているようです。テーピング技術などは特に注目されていて、

「日本のトレーナーがやっている方法を真似すれば、間違いない」

と信用を得ています。

スポーツトレーニング分野において、日本は間違いなく世界トップレベル。

手先の器用さやおもてなし感、相手への気遣い、丁寧さの賜物でしょうか。他国とは一線を画します。

日本のレベルの高さを実感したこんなエピソードもあります。

アメリカで〝伝説〟と呼ばれる施術家（カイロプラクターたち）に、以前私の友人が施術してもらったそうです。友人は

「どんな感じだろう…」

とすごく期待して、施術を受けました。しかしその感想は、

「繊細とはほど遠い、強引で力強くゴツゴツとした触り方の施術だった、荒かった」

と。

「日本人って器用で気遣いがあるんだなと、改めて日本のスゴさを見直した」

と話してくれました。


私はこれまで十数年間にわたって日本のトップレベルのスポーツトレーナーたちに師事し、彼らの技術を真近で見てきました。

そんな私の実体験からも、

「日本トップレベルのスポーツトレーナー＝世界トップレベルのスポーツトレーナー」

と断言できます。


ケガした選手を素早く的確に改善し、試合に復帰させなければならない。オリンピックという、国を背負った真剣勝負において、**一流のスポーツトレーナーたちが実際に現場で重視して駆使しているのが「アライメント」という考え方・技術です。**

アライメントとは

「アライメント（英語：Alignment）」とは、次のような意味です。

一列に並ぶ、調節・調整、協力・団結・連合・提携

医療業界やフィットネス業界では、「アライメント」は**「骨や筋肉の並び」**を意味します。

「アライメント調整＝骨や筋肉の並びを調整する」という使われ方が一般的で、骨盤の左右のゆがみを調整したり、猫背を真っ直ぐに矯正したりといったイメージで使われます。

一方、私が**超一流スポーツトレーナーたちから教わった「アライメント」とは、**

「骨・筋肉・関節・神経・血管・内臓などの並び具合」。

骨や筋肉だけでなく、**神経や血管、内臓なども含む**のが大きな違いです。

新解釈

全然違う！「アライメント」の意味

超一流トレーナーにとってのアライメント	施術業界などが一般的に使うアライメント
骨・筋肉・関節・神経・血管・内臓などの並び具合	骨や筋肉の並び

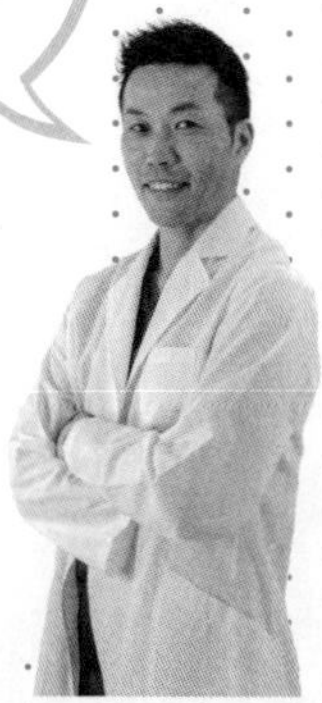
すごく大事な違いなので、ぜひ覚えておいてくださいね！

他にも、こんな業界で「アライメント」という言葉は使われています。

工学系：自動車のホイール（車輪）の整列具合・調整

技術系：コンピュータの設計に合うようにメモリ内にデータを配置すること

生物学：DNAやRNA、タンパク質の配列の類似した領域を特定できるように並べたもの

車のタイヤの部分の角度や位置の調整を「アライメント」と言うことはよく知られていますよね。

世間では基本中の基本と思われているアライメントは、実は**原理原則**とも言えるくらいとても重要。

このことに気付いている施術家やトレーナーに、私は師匠以外で会ったことがありません。

ほとんどの専門家がアライメントの真の重要さを知らない、もしくは気付いていないのが現状です。

アライメントが整っている状態とは

「骨・筋肉・関節・神経・血管・内臓などの並び具合」がゆがみなく整っていることを「アライメントが整っている状態」と、私たちは表現します。

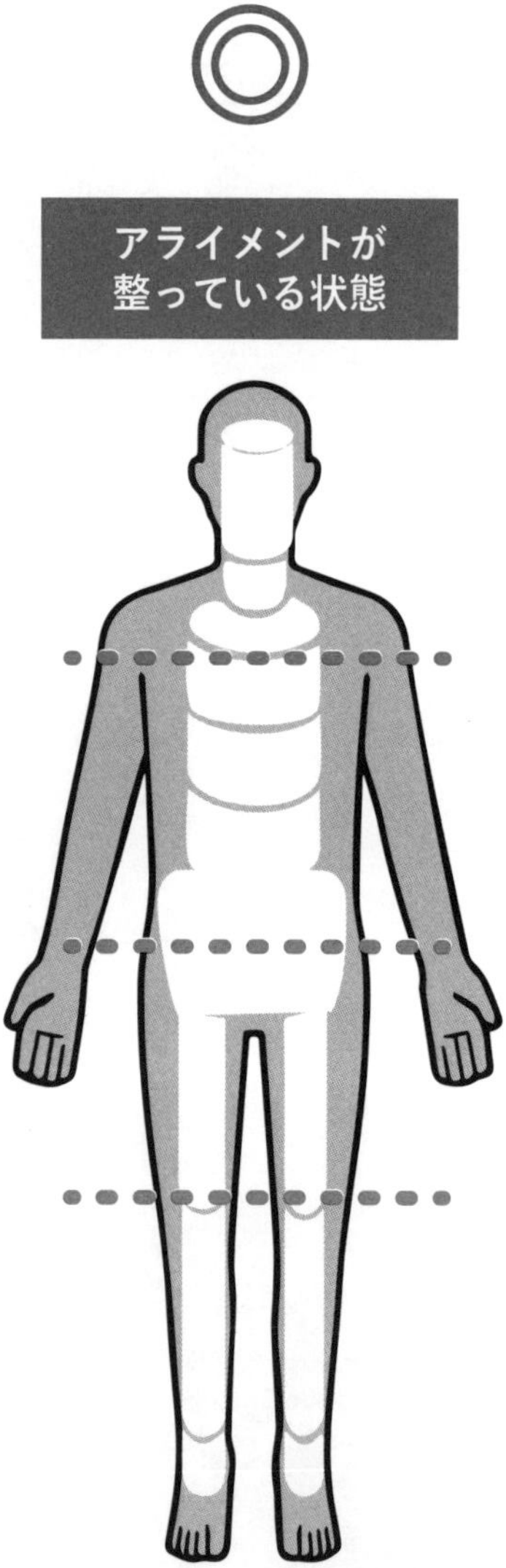

骨・筋肉・関節・神経・血管・内臓などが**本来あるべき自然な位置に収まっている**ため、**血流はスムーズで神経伝達もスムーズ。全身の流れはとても良い**状態です。

骨盤の高さは左右バランス良く、背骨は自然な美しいカーブを描いています。

もちろんスマホネックではありませんし、ひざ関節がズレていたり足の指の骨が不自然な方向を向いていたりということもありません。

足の指から頭の先まで、自然な左右対称を保っている状態です。

アライメントが整っていると…

骨・筋肉・関節・神経・血管・内臓などが、本来あるべき自然な位置にある

◎ 血流がスムーズ
◎ 神経伝達がスムーズ
◎ 骨盤の高さは左右のバランスが良い
◎ 背骨は美しいカーブ
◎ 関節や骨の方向が自然

全身の流れがとても良い！

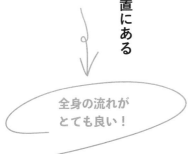

アライメントが崩れている状態とは

「骨・筋肉・関節・神経・血管・内臓などの並び具合」が本来の位置にない不自然な状態（ゆがみがある状態）を「**アライメントが崩れている状態**」と呼びます。

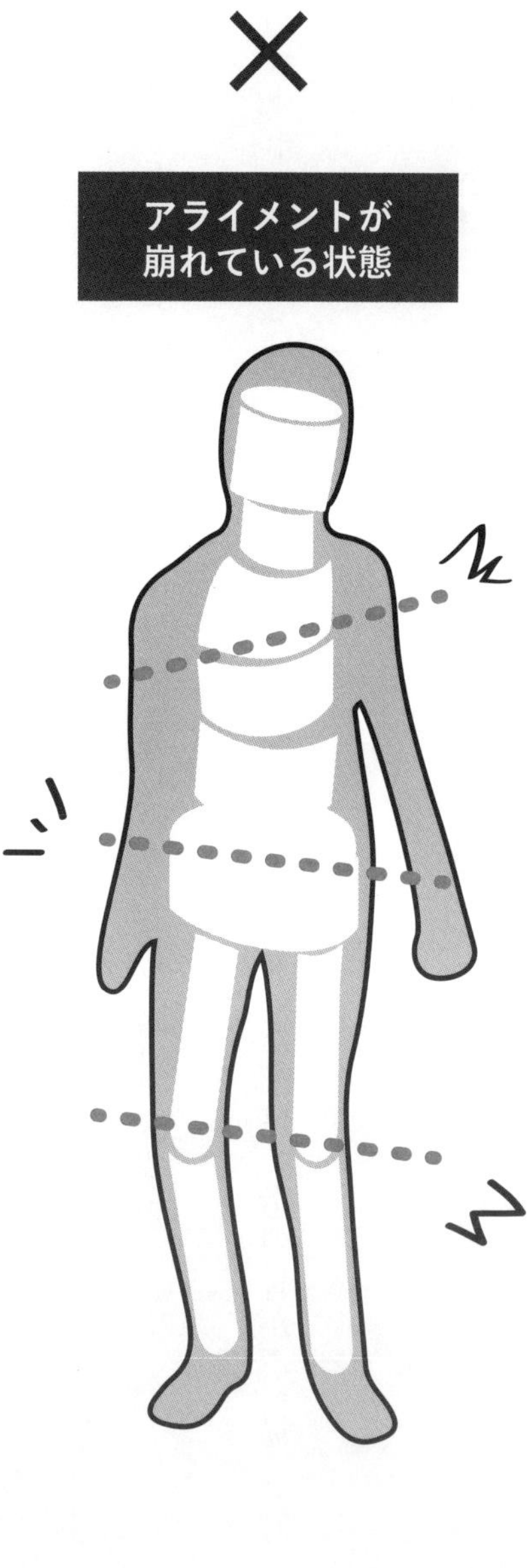

アライメントが崩れていると、骨盤の高さは左右に違いがあり、肩の位置も左右で違います。ひざの高さも左右で違うため、歩き方がスムーズではありません。姿勢は悪く、猫背だったり、首が前に突き出ていたりしています。

無意識のうちに、どこかの関節や筋肉に余計な負荷が常にかかっている状態です。

血行やリンパの流れもスムーズではなく、**骨や筋肉・内臓の不自然な配置**によって神経が圧迫されて**痛み**を生じている場合もあります。**全身の流れが良くない状態**です。

アライメントが崩れていると…

骨・筋肉・関節・神経・血管・内臓などが、不自然な位置にある

- × 血流が滞る
- × 神経が圧迫される
- × 骨盤や肩の高さが左右で違う
- × 猫背、前に突き出た首
- × ひざの高さが左右で違うため、歩き方がぎこちない

全身の流れが悪く、
痛みや不調が…

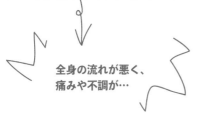

アライメントには、「**静的アライメント**」と「**動的アライメント**」があります。

静的アライメント

動きがない状態（立っている・座っている・寝ている）での骨・筋肉・関節・神経・血管・内臓などの並び具合、位置関係。

動的アライメント

動きのなかで変化していく骨・筋肉・関節・神経・血管・内臓などの並び具合、位置関係。

いずれにもストレスのかかりにくい正常な運動になっているかがポイント。

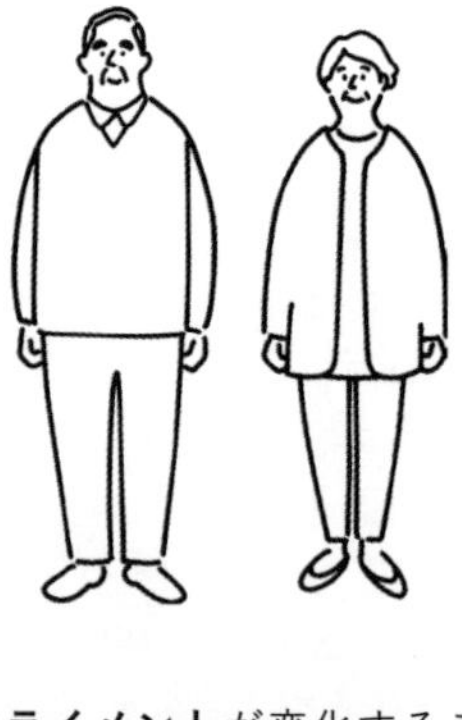

静的アライメントが変化することで、動的アライメントに影響を与えます

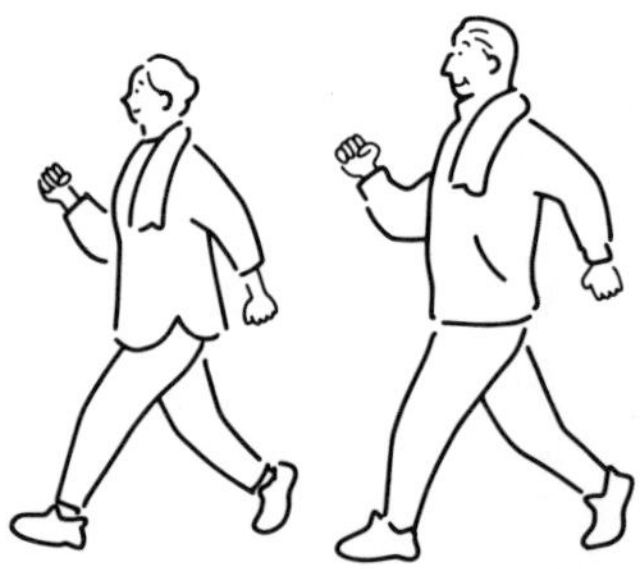

動的アライメントを意識して行動すると、静的アライメントに影響を与えることができます

各関節のアライメントの正しい位置

からだの各関節には、正しい位置があります。
ご自分の関節が正しいアライメントにあるか、チェックしてみてください。

あごのアライメント

あごの**静的アライメント**が整っているとは？
▼ 左右のあご関節の位置が揃っている

あごの**動的アライメント**が整っているとは？
▼ あごを開いたときに左右差がない、違和感がない、痛くない、音が鳴らない

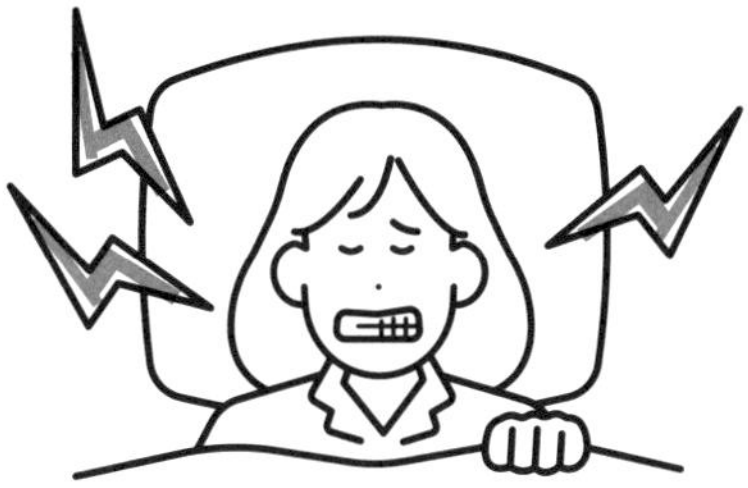

歯ぎしり・噛み合わせの悪さ・食いしばりは、ありませんか？

首のアライメント

首の**静的アライメント**が整っているとは？
▼ 頸椎1番〜7番までを触ったとき左右でズレていない
もしくは、押した硬さが左右で違わない

首の**動的アライメント**が整っているとは？
▼ 左右に回旋したときに、動きの左右差がない

胸鎖関節のアライメント

胸鎖関節の**静的アライメント**が整っているとは？
▼ 左右の高さのズレがない、ねじれていない

胸鎖関節の**動的アライメント**が整っているとは？
▼ 肩を上げ下げしたときに、左右差がない

※胸鎖関節…胸骨と鎖骨で形成されている関節。上下、前後、回旋方向に動く。胸鎖乳突筋、広頸筋、大胸筋上部、鎖骨下筋などが関係し、肩のゆがみに影響する。

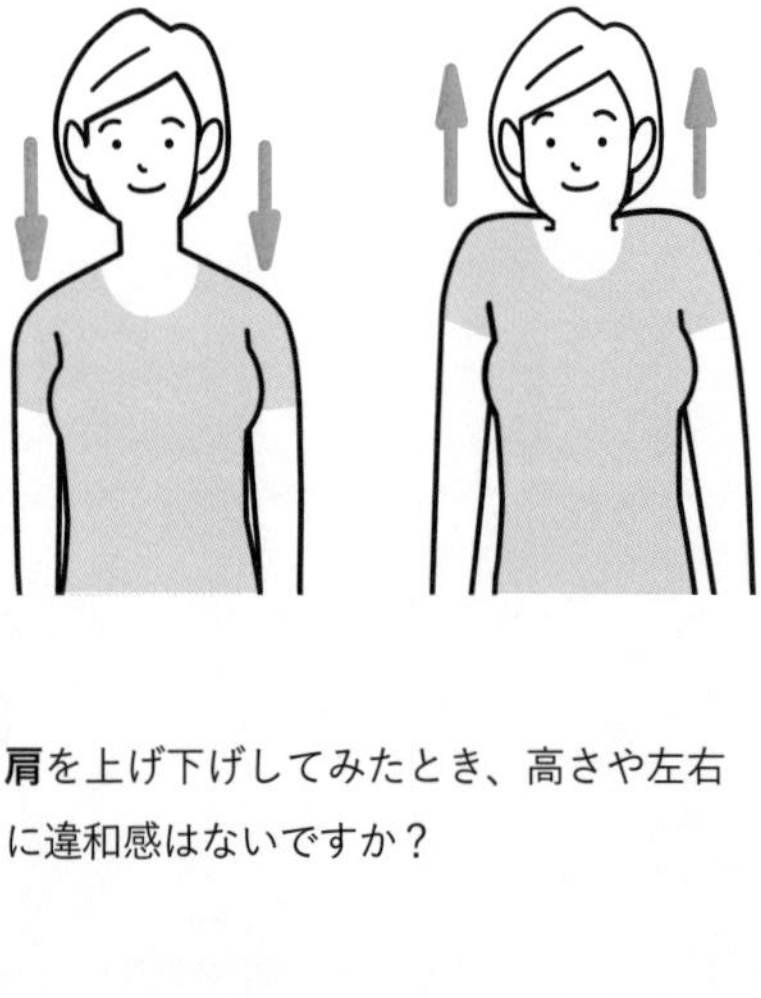

肩を上げ下げしてみたとき、高さや左右に違和感はないですか？

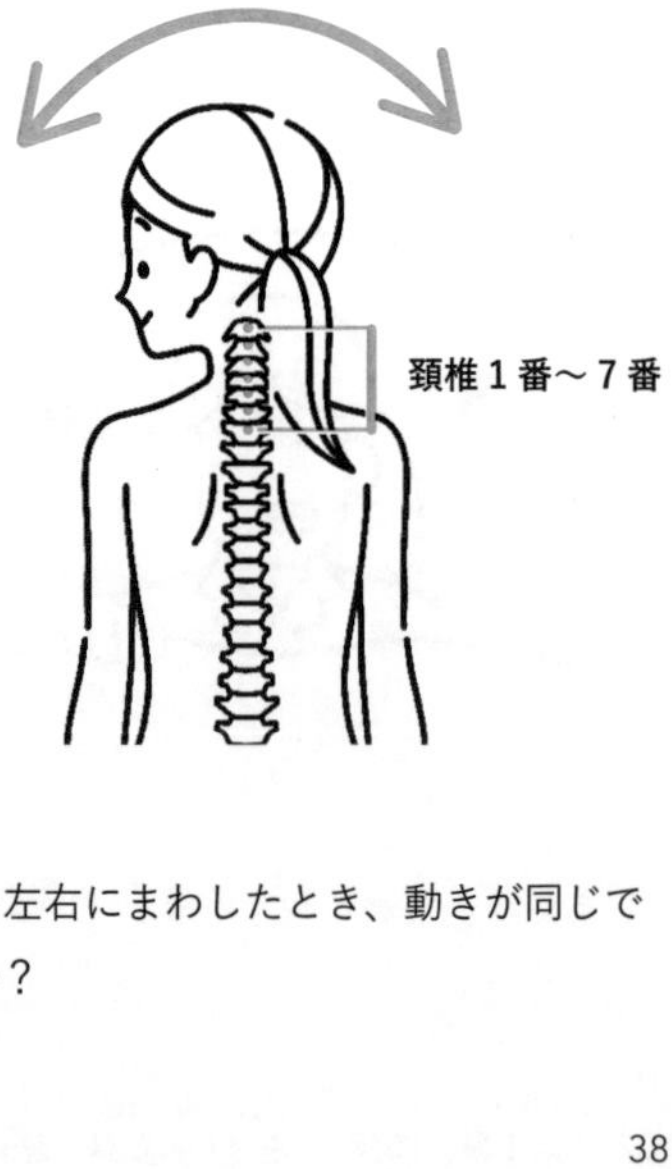

首を左右にまわしたとき、動きが同じですか？

肋骨のアライメント

肋骨の**静的アライメント**が整っているとは？

▼ 肋骨の左右の高さや前後に差がない

肋骨の**動的アライメント**が整っているとは？

▼ 深呼吸したとき肋骨やお腹の膨らみ具合が左右で違わない

股関節・骨盤のアライメント

股関節・骨盤の**静的アライメント**が整っているとは？

▼ 仰向けになったとき、左右で足部の傾きや足の長さに違いがない

股関節・骨盤の**動的アライメント**が整っているとは？

▼ 仰向けで股関節を抱えたときに、左右の硬さ（もも前面がお腹につく）の差や可動域の差がない

開脚時の左右差がない

股関節の伸展が柔らかい（かかとをお尻につけられる）、可動域の差がない

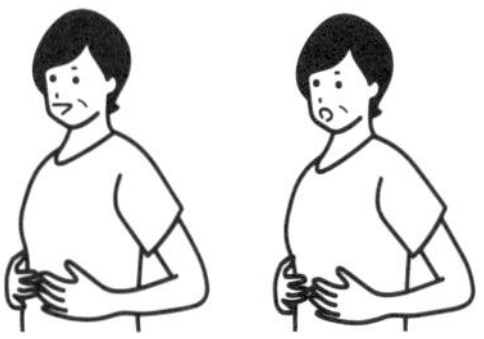

肋骨の高さや、左右のお腹の膨らみ具合は同じですか？

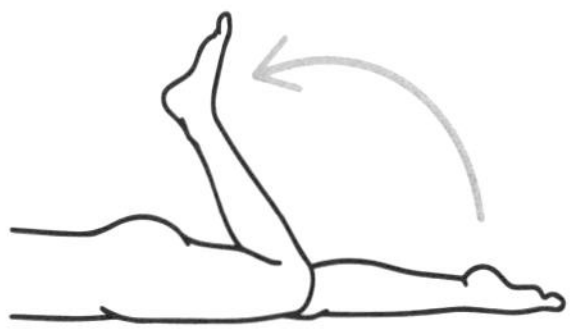

寝転がった状態で、かかとをお尻につけられますか？

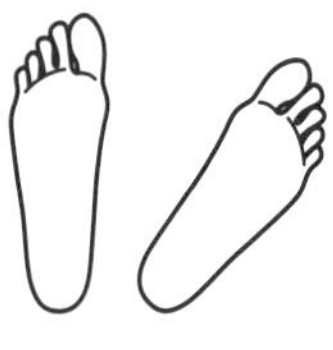

仰向け時、左右の足の角度は同じですか？
傾きがある場合、骨盤のゆがみなどの可能性有

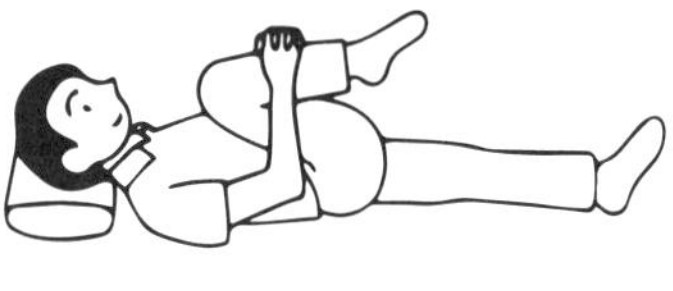

股関節を抱えたとき、左右の柔らかさは同じですか？

ひざ関節のアライメント

ひざ関節の**静的アライメント**が整っているとは？

▼ X脚やO脚ではない

ひざ関節・足部の**動的アライメント**が整っているとは？

▼ ニーイン・トゥーアウト（しゃがむときや歩くときにひざが中に入り、足関節が外反扁平足気味で、つま先が外を向いてしまう）ではない

▼ ニーアウト・トゥーイン（しゃがむときや歩くときにひざが外に行き、つま先が内を向いてしまう）ではない

足部のアライメント

足部の**静的アライメント**が整っているとは？

▼ 外反扁平足でない（後ろから見てかかとが真っ直ぐ）
外反母趾、内反小趾でない
横アーチ、縦アーチがちゃんとある

※足部…くるぶしから下の部分

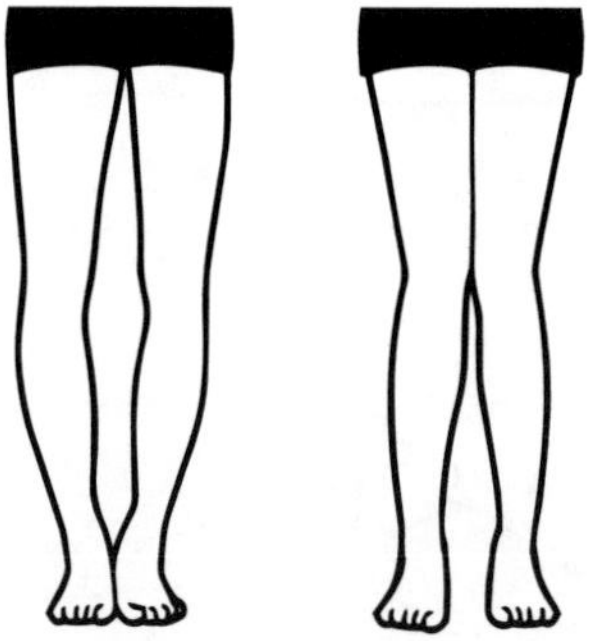

ひざはＸ脚やＯ脚になっていませんか？

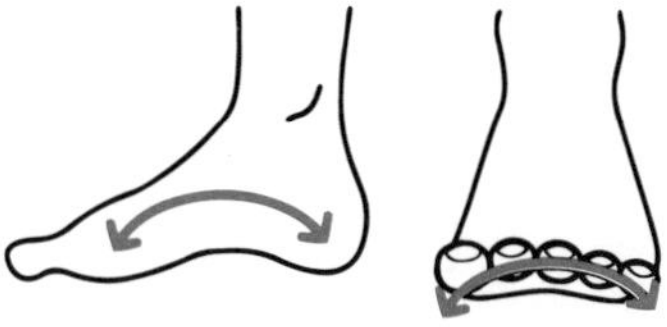

足に、横アーチと縦アーチはありますか？

第2章

原理原則「アライメント」にたどり着くまで

「ケガ知らず」なのは上手な人の動きを真似していたから

アライメントについて詳しくお伝えする前に、私が

「アライメントを整えれば、ほとんどの不調は緩和する！」

という**原理原則**にたどり着いた経緯を、自己紹介も兼ねてお話しさせてください。

私は長崎県の雲仙普賢岳のふもとで生まれ育ち、幼少の頃からからだを動かすことが大好きでした。自然のなかでたくさん遊んだことが幸いしたのか運動が得意で、小学校ではソフトボールとバレーボール、中学生ではサッカー、高校では陸上競技に熱中した学生生活。

スポーツ観戦も大好きで、あらゆるスポーツのテレビ中継を観ては、お気に入りの選手や特徴的な動きをする選手の真似をしていたのを覚えています。この頃から、人の動きや特徴を探求することに興味を持っていました。**スポーツが上手な人の動き方をいち早くつかんで自分のものにするのが得意だった**ことの恩恵は大きく、おかげさまでこれまで一度も大きなケガをすることなく様々なスポーツを経験できました。

真似をすることで、安全で効率的な動き方を自然と身につけていたようです。

「海外チームのトレーナーになりたい！」からだのことを勉強できる理学療法士へ

今では知られるようになった**スポーツトレーナー**という職業は、私が学生時代を過ごした一九九〇年代ではほとんど知られていませんでした。

初めて知ったきっかけは、大ファンのキングカズこと三浦知良選手。彼が海外リーグに移籍したときにケガからの復帰やパフォーマンスアップを担ったのがスポーツトレーナーだ、という情報を知ったことからでした。

スポーツは何でも大好きで、困っている人を助けることにも喜びを感じていた高校生の私に、「そんな職業もあるんだ、スポーツトレーナーになりたい！」と夢ができたのです。

ケガをして困っている選手をサポートして復帰の手助けをし、パフォーマンスを上げるスポーツトレーナーという仕事。とてもかっこ良くて憧れました。

ちなみにスポーツトレーナーには、ケガからの復帰や予防を担当するメディカルトレーナー、競技に必要なパフォーマンスやスキルを向上させるフィジカルトレーナー、現在日本でも認定資格化されているアスレティックトレーナーなどがあります。

私はどうしたらスポーツトレーナーになれるのかを調べ、

「からだのことを勉強するなら、国家資格の**理学療法士**になろう！」

という目標を立てました。そして無事に、理学療法士の学校に入学しました。

理学療法士の道へ進んだことが幸いし、私はこの後の人生で、仕事を通じて**様々な種目の一流スポーツトレーナー**と出会わせていただくことになります。また**人体解剖**や**学会への参加**など、医療現場でしかできない経験と知識を得ることができました。

どれもが、一般の施術家では体験できないことばかり。そしてそれらがなければ、今の私はありえません。

思いがけないご縁が私を「アライメントの普及」という使命へ導いてくれました。

世界トップレベルのトレーナーに師事 超一流との出会い

理学療法士の学校を卒業した後は、**「スポーツリハビリテーションが充実したところに就職しよう」**と進路を決め、全国の病院や施設を探しまわりました。

すると、**スポーツリハビリテーションの分野で有名な整形外科が佐賀県にある**ことを知り、無事にその病院へ就職。今では日本でトップクラスのスポーツリハビリテーションを提供していて、整形外科には毎日500人以上の来院がある大型病院に勤務することとなりました。

そして入職して早々、衝撃的な出会いが。

初めて参加した社内の「スポーツリハ研究会」。**講師はなんと、日本でスポーツトレーナーを立ち上げた方。まさに「トップオブトップ」の方**だったのです！

日本のスポーツ界でトレーナーが初めて活躍したのは、一九八四年のロサンゼルスオリンピック。講師の方は、ロサンゼルスオリンピックから二〇〇〇年のシドニーオリンピックまで**日本**

チームのトレーナーを務め、さらに**「日本オリンピック協会本部医務班チーム」の責任者**を任されていた、という素晴らしい経歴をお持ちでした。業界を創成期から牽引し続けてきた、まさに超一流です。

スポーツリハビリテーション業界に足を踏み入れ、初めて関わらせていただいた講師が、日本のトップオブトップ。そして本書冒頭でもお伝えしたように、**「日本のトップレベルのトレーナー＝世界のトップレベルのトレーナー」**を意味します。新人の私にとって神様のような存在であり、世界中のトレーナーが目指す存在。

このような素晴らしい師にご縁があり、ありがたいことに**25歳から病院を退職する40歳頃まで、約15年間にわたってご指導いただきました。この本でお伝えするアライメントの大切さからテーピング技術まで、様々な考え方や技術を教わりました。**

私に経験や知恵、影響を与えてくださった方はこの師の他に、「日本オリンピック協会本部医務班チーム」でトレーナーとして活躍する理学療法士や医師、そして勤務していた整形外科の上司らです。

超一流の技術や取り組み方を真近で吸収させていただけたのは、理学療法士の道に進み、この病院に就職したからこそ。

スタートからこのような思いがけないご縁に恵まれたことには感謝しかありません。

「もうこんな思いはしたくない！」力になってあげられなかった選手の涙

病院では、勤務時間外にトレーナー活動をするためのバックアップをたくさんしていただきました。おかげさまで**平日は整形外科で理学療法士、休日にはスポーツトレーナー**という生活を送る日々。平日は病院で選手のリハビリを担当し、休日にはその選手と共に現場へ帯同することも。選手を日常でも試合でもサポートできることに充実感を感じていました。

入社3年目のある日、**全国大会に出場する高校サッカーチームのトレーナー責任者**として、全国大会へ帯同する機会をいただきました。それまでも先輩のサポートとして帯同していましたが、今回は初めての責任者です。

私は万全の準備と体制を整えて、自信を持って帯同。選手たちは無事に全国大会1回戦を通過しました。しかし2回戦の前々日。練習時になんと、エース選手のA君が足関節をねんざ。彼の大会出場が危ぶまれる事態に…。

2回戦までの残された時間で、私はA君が試合に出場できるように、できることは全てやって自分のベストを尽くしました。私自身も高校時代には陸上競技選手として全国大会出場に命を懸ける気持ちで取り組んでいましたから、10代の彼の不安感や絶望感、悔しさ、仲間への申し訳なさなどはとても他人事とは思えませんでした。

高校生活をスポーツに捧げた子たちは、必ず他の何かを犠牲にして頑張っています。A君は三年生だったので、今回が最後の出場チャンス。次はありません。

最後まで思いっきりプレーさせてあげたくて、私は全身全霊でサポート。応急処置と徹底管理によって、A君はなんとか2回戦に出場しました。


しかし私の力不足もあり、試合では彼に満足のいくパフォーマンスを発揮させてあげることができませんでした。そして結果は、2回戦敗退。高校生活三年間の最終戦は、ケガの苦しみで幕を閉じることとなりました。A君は試合終了後、涙を流していました。


私はこのときのA君の悔し涙が、今でも忘れられません。

私も彼と同じように、悔しくてたまりませんでした。

「自分にもっと技術があれば、もし私ではなく他のトレーナーだったら、A君はもっと全力でプレイできたのではないだろうか…」


責任者としてあまりに悔しく申し訳なく、私の中に

「**もうこんな思いはしたくない！**」

という強い感情が湧き上がりました。

「**ケガをした選手に納得のいくパフォーマンスをさせてあげられず、人生で最も大切な試合で負けを経験させてしまった**」

という感情が、私の中で眠っていたスイッチをオンにしました。

次は絶対助けたい…スイッチがオン！借金をしてあらゆる勉強会に参加

この直後から私は、病院内の勉強会に片っ端から参加。それだけでなく、全国で開催されている様々な勉強会へ、休日返上で足を運ぶようになりました。

「**助けられなかった選手や患者さんに申し訳ない**」

「**次に同じような症状の方に出会ったら、絶対に良くしてあげたい**」

「**今後どんどん来院する未来のプロ選手のためにもなるから**」

罪悪感のような義務感のようなものが混ざった使命感に突き動かされ、勉強のための時間とお金を惜しまない日々が始まりました。

痛みをとったり人間を知ったりするためのヒントになるならジャンルに関係なく、必要と感じたありとあらゆる講習会や研修に参加。

しかし偉い先生のところに聞きにも行っても、解決法は見つかりません。

西洋医学では限界があるのかなと考えて、病院では使うことのない東洋医学を独自で学びに行ったり、手技で難しいなら医療機器でなんとか痛みがとれないかと研究したりもしました。

遠絡療法、筋膜リリース、ジョイントファシリテーション、いわゆる○○法など…休日を利用してたくさん学びまくりました。

スポーツトレーナーのトップオブトップという師に学ばせていただく環境があるにもかかわらず、当時の私は、

「もっと他に、何か良い方法があるのかも…。もっと新しい技術があるかも…」

と独自で模索し、いわゆるセミナー依存になっていたのです。

気付けば、高級車が買えるくらいの金額を勉強代に注ぎ込んでいました。理学療法士の仕事で得た給料では足りず、受講料を借金しながら学び続けました。

そしてあるとき、

「よし、だいぶ成長した！」と思い、師匠のもとへ足を運ぶのですが、師匠の知識や技術・考え方を目の前にすると、私とはレベルが全く違うのです。

例えばテーピングなら、師匠は使用するテープ量に無駄がなく、超短時間で仕上がりも美しく機能的。もちろん選手に痛みを感じさせない貼り方で効果的。成長を感じては師匠のもとへ…を何度も繰り返し、そのたびに「自分はまだまだ…」と未熟さに気付かされ、何度も打ちのめされました。

当時の私を知る人には、

「高原先生はなぜ、休日返上して借金までして学び続けたのですか？

家族も犠牲になるし、普通はそこまでしませんよね…？」

と質問されることがあります。

ケガをして困っている選手を助けられなかった、あのとき湧いた強い使命感。

それが、私を突き動かす原体験となっていることは確かです。

念願のプロのスポーツ現場
なぜアライメントを…？

あるとき師匠のご紹介で、**Jリーグ、プロ野球、ラグビーのプロリーグ現場**を経験させていただくご縁に恵まれました。

「いつか海外でスポーツトレーナーの仕事をする」という夢を追い続けていた私にとって、待ち焦がれていた大きなチャンス。夢の舞台に近付いていることが嬉しくてたまりませんでした。ワクワクと緊張が入り混じりながら現場へ。ここでは本当にたくさんの学びや気付きを得ることができました。

プロ選手はものすごく速いスピードで動き続けています。そしてサポートするトレーナーにも、ものすごく速いスピードが求められます。試合の間の短時間にピンポイントでケアをして結果を出さなければなりません。瞬間瞬間の勝負です。

そのような一流の現場において、超ベテランのトレーナーたちが駆使していたのはなんと、基本中の基本である「アライメント」だったのです。

それをそばで見ながら、当時の私は、

「そんな基本的なことではなくて、もっと新しい他の技術はないんだろうか…」

とモヤモヤする日々。

「目新しいスゴい技術は…？」

と探し求めていたのです。


未熟な当時の私は全く気付いていなかったのですが、10年ほど後になって、

「患者さんの痛みを和らげてあげるのに大切なのは、アライメントなのだ」

と身に染みてわかるようになります。


アライメントさえ整っていれば、からだが故障しても、短時間で使えるからだに戻せます。しかしアライメントが普段から整っていなければ、いざというときにどうしようもできません。

世界の舞台で戦ってきた超一流トレーナーたちも、様々な技術や理論を何十年も模索してようやくたどり着いたのがアライメントだったはず。だから実際に、現場で使っているのでしょう。

このときの私は、まだその本当の重要さに気付いていませんでした。

スポーツトレーナーではなく〝人を育てる人〟になりたい

プロの現場は憧れでしたが、何度か経験していると私は次第に違和感を感じるようになっていきました。

「本当にやりたかったのは、プロ選手のスポーツトレーナーじゃないかも…」

特定の一つのチームに長期間にわたって専属で帯同することは、私の性に合っていないように感じてきたのです。

病院ではサッカーや野球だけでなく、レスリング、ヨット、ボート、アーチェリーなど、いろいろな種目の選手をトレーニングします。多種多様な人と次々に出会えますし、スポーツ全般が大好きな私は、その環境のほうがとても楽しく感じました。

そして病院には、スポーツリハビリテーション分野を志望する若者が毎年入職してくるのですが、

「高原先生みたいな理学療法士になりたい！」

「僕も、高原さんみたいなトレーナーになりたい」

という嬉しい言葉をもらったのも一度や二度ではありませんでした。

多くの教え子がこれまで私の姿を見て、この道を目指してくれました。プロスポーツ選手のトレーナーとして旅立っていった子もいます。

こんなに嬉しいことってないんですよね。

私は先生として、指導・教育をすることにやりがいを感じはじめていました。

「人を育てたい。
プロ選手のスポーツトレーナーになるのではなく、
プロ選手のスポーツトレーナーになりたい人を指導・教育しよう」

憧れていた夢の現場を経験したことで、私の夢は意外にも次のステップへと動き出しました。

触れるだけで正確に把握できるのは10年間の人体解剖のおかげ

入職してしばらくすると、**医師に同行して大学病院で人体解剖**をさせていただける機会に恵まれるようになりました。

人体解剖では、**骨・筋肉・内臓・神経・血管を隅々まで観察し、実際に触れていきます。**

「**この筋肉を動かすと、あっちも動くんだ！**」

「**この骨がこう動けば、筋肉の位置はこう変わるんだ！**」

などの発見があり、おかげさまで**各パーツの位置関係を具体的に隅々まで正確に把握できるようになっていきました。**約10年にわたって毎年人体解剖に同行させていただき、何十体と観察し、人体構造を自分の中にインプットしていきました。

この経験のおかげで私は、**患者さんの肌に触れるだけで、体内で骨や筋肉がどのような現状になっているか瞬時に察することができるようになりました。**

「ここの骨がこう変形しているから、こっちにも不調が出ているはず…」と全体を俯瞰し総合的に判断して施術できるようになったのは、人体解剖の経験が活きているからです。人体解剖経験は、アライメントを**深く正しく**理解するうえで、今でも私の重要な土台となっています。

最新の医学論文を読みあさって深く膨大な知識を身につけた

整形外科に勤務して十数年経った頃、学術的に研究する部署へと異動を命じられました。その部署での仕事は、**医師の学術発表のお手伝いや医学論文の執筆をまとめる**こと。

一年のうち365日をスポーツ現場で過ごしていた日々とは一転。デスクに座って最新の医学文献を来る日も来る日も読みあさる生活がスタートしました。

そして私自身も、**学会で何度か論文を発表させていただくことに**。生真面目な性格の私は、毎日医学の文献や論文と懸命に向き合いました。

ここで得た医療知識は、深く膨大でした。

「これからの人生、本当にしたいことは…？」葛藤する日々、父の死

しかし私はもともとからだを動かすことが大好きで、多くの人と次々関わりながら現場で活動することが性に合っています。**目の前にいる患者さんや後輩と向き合い、自分の知識や経験を指導・教育していくのが喜びなのだ**と、改めて気付いてしまいました。

ひたすら文献に向き合うアカデミックな仕事は、私の喜びとは正反対。修業のようで少し辛く感じはじめるように…。

「この仕事を続けて意味があるんだろうか…」

「指導した子たちは、今どうしているかな…」

そんな葛藤に苛まれていたとき、父が亡くなりました。そして父の死をきっかけに、休日を使って帯同していたスポーツ現場からも少し距離を置くことに。

「これからの人生、本当にしたいことは…？」

と考えるようになりました。

仲間との出会い「超一流」がいつのまにかスタンダードに

人生に悩んでいた頃、多業種の方が参加する某勉強会に参加。するとメンバーの中に、施術家の方がいらっしゃいました。

名古屋市にある大型整体院『幹整体院』の代表であり、「日本足づかみ協会」代表を務める倉幹男先生です。

倉先生は、理学療法士である私に、

「自分が経営している整体院で、高原先生の知識や体験を話してくれませんか？」

と講演の仕事を依頼してくださいました。

私は快諾。講演当日は、これまで私が学んできた知識や経験、抱えている想いをそのままお伝えしました。

すると、倉先生がとても驚いて喜んでくださったのです。

「高原先生の経験や知識が、こんなにも一流でレベルが高いなんて！」
「整体師や施術家のレベルとは、次元が全然違う！」

そのようなお言葉をいただいたのです。

私が話した経験や知識は、倉先生が想定していたものを遥かに超えていたようでした。
そして**一般の施術家にとっては、アライメントの正しい考え方も、私が身につけている医学知識も、初めて知る内容のはずだ**というのです。

私はその言葉をいただくまで実は、
「自分はまだまだ勉強が足りない…」
と思い込んでいました。
しかし現実はそうではなく、超一流トレーナーである師匠たちのレベルが、いつのまにか**自分にとってのスタンダード（当たり前）**になっていたようです。私が十五年間にわたって見てきたもの、体験してきたもの、吸収してきたもの、情報量などは、語弊を恐れずに言うと、他の施術家さんが持っているものとは雲泥の差があったようです。

「高原先生が当たり前だと思っているもの、これまで経験してきたことは、世の中の施術家が

みんな知りたいこと。ものすごく価値の高いものです」

と倉先生は教えてくださいました。

超一流のそばで見続けているうちに、

「これくらいはできて当たり前だろう」

と私が感じるようになっていた手技・知識・経験・考え方は、他の施術家にとっては素晴らしく価値のあるものになっていたのです。自分が受け継いだものの偉大さに改めて気付かされました。

そして**当たり前だと感じていたアライメントについても、健康にとっていかに重要なのか気付かされました。**

オリンピックレベルの現場で重要視されている考え方は、**一般の施術現場ではまだ当たり前ではなかった**のです。

施術家向けの講演をスタート
全国を飛び回る日々

倉先生は、私に共感してくださったうえで、

「ぜひ全国の施術家仲間にも、高原先生の経験と知識を伝えてほしい！」

とラブコールを送ってくださいました。

その期待にお応えすべく、私は休日を使って全国での講演活動を本格的にスタート。倉先生のサポートも得ながら、病院勤務時代も含めるとこれまで**累計100回以上、約2万人の理学療法士、柔道整復師、鍼灸師、カイロプラクター、トレーナーなどに**経験や知識をお伝えしてきました。

新たな施術家たちと出会い、講演を重ねるうちに、

「私には、教育や指導が性に合っている」

と改めて実感していきます。

アライメントを整えられる施術家は世の中にほとんどいない

講演活動を各地でさせていただいてわかったことは、

「アライメントを整えられる施術家は、世の中にまだほとんどいない」

ということでした。

まれに「アライメントを整えられる」とおっしゃる施術家をお見かけしますが、信用できるかどうかのポイントは、次の2つです。

信用できる施術家を見分ける2つのポイント

①**人体解剖**を何度も経験しているか？
（骨・筋肉・関節・内臓・神経・血管の位置関係に精通しているか）

②自分の経験だけでなく、**学術的立場からの見解**を持っているか？

理学療法士と施術家では、医学的知識の差がとても大きいのが現状です。

これは仕方のないことだと思います。それぞれの学校で教わる医学的知識の範囲に差があることを実感していますし、卒業後の臨床の場で経験できることにも差があります。

また理学療法士は主に**臨床・研究・教育**に特化できますが、**独立開業した施術家はそれら3つに加えて経営業務**があり、大きな時間を割かれます。雇用や社員教育、売上アップなどの仕事は、経営者がすべきとても重要な仕事です。最新の技術を常に学びながら経営まで網羅するのは、とても大変なことだと思います。

講演活動をするうちに施術業界の現状をひしひしと感じ、業界全体のレベルアップも含めて**「何とか世の中の役に立ちたい」**と思うようになりました。

新たな決意
仲間と共に大阪難波で開院

倉先生をはじめとする仲間たちと共に、私は
「一人でも多くの人が、100歳まで元気でいられる世の中にしよう！」
と決意。新たな道の方向性を、**施術家の教育**に定めました。

そして一念発起し、十七年間勤務した病院を退職。

「高原先生の経験を活かして、大阪で開院してほしい」

というリクエストをいただき、整体院経営の経験が豊富な仲間たちと共に『**きっと整体院**』を難波に開院しました。


院の理念は、「100歳をイキイキと超えるからだづくりのお手伝い」。

「解剖学×運動学×脳科学×栄養学」の視点から、施術とアドバイスを提供しています。

私が医療現場で身につけてきた知識や経験だけでなく、最新のテクノロジーも使って短時間で効率的に。そして、人の温かさを大切にして見させていただく院です。「整体院の新たな形を作ってみたい」という想いを持って、どこよりもトータルでお役に立てる整体院にしました。

この道で良かったんだ！遠回りも使命へ繋がっている

私は『きっと整体院』を通じて、**一人でも多くのお客様の痛みを和らげてあげられたら**と思っています。

私の経験を伝えることは使命のひとつだと思っていますし、私一人の力では見られるお客様の数に限界がありますから、**後輩を全国各地で育てることも使命**だと感じています。

結局私は、海外でのスポーツトレーナーという憧れを叶えることをせず途中で挫折も感じましたが、今では「この道で良かったんだ」と思えます。

師匠とのご縁も、人体解剖でからだの構造に詳しくなれたのも、選手や後輩たちとの出会いも、セミナー依存になってあらゆる技術を見たのも、学会サポートで身につけた医学知識も…。

全て、理学療法士として病院に就職したからこそ得られたもの。

遠回りに感じていたことは、使命に繋がる通過点だったようです。

正確な人体知識と経験からたどり着いた結論「からだはアライメントが9割」

あなたが立っている姿や動いている姿を見ただけで、おそらく私は、あなたの調子の悪い箇所を瞬時に把握できます。

たとえ服を着ていても、**姿勢や動き方で、骨や筋肉の構造が透けるように見える**からです。

施術家仲間やお客様からは、

「先生、なぜわかるんですか？　まさか、透視ですか？」

とからかわれることも。

まるで透視するように人体構造が見えるのですが、これは超能力ではなく、**とてつもなく速いスピードで動き続けるスポーツ現場で培ったスキルと、正確な人体知識があるから**です。

スポーツトレーナーは、速いスピードで動き続ける選手の動きをずっと観察し続ける必要があります。そして不調に気付いたら瞬時にケアしてあげなければなりません。それを毎週末繰り返しているうちに、私の見る目と技術は急速に養われていきました。**病院の治療室で患者さ**

んを見ているときとは、スピード感が全く違います。そのような環境で大切さを教わったのが、アライメントでした。

繰り返しになりますが、
アライメントさえ整っていれば、不調が出ても短時間で使えるからだに戻せます。
アライメントが普段から整っていなければ、いざというときにどうしようもできません。

散々模索した結果、最終的にたどり着いたこと。
新人だった私に、師匠たちが最初に教えてくださったこと。
本質的なものは、とてもシンプルです。

随分と遠回りをしてしまいましたが、今なら確信を持って言えます。
「からだはアライメントが9割」です。

駆け足でお話ししてきましたが私はこのような経緯で、原理原則「アライメント」にたどり着きました。多くの方が正しく理解して、ご自分のからだを整えてもらえたらと願っています。
そして私の経営する『きっと整体院』で行っている**「アライメント調整」**という施術で、痛みや不調に悩む方々のお役に立てるよう日々尽力しています。

第3章

ほとんどの不調・痛みは
アライメントの崩れが原因

アライメントがひとつ崩れるとからだ全体に悪影響が連鎖

ここからは、アライメントについて具体的にお話ししていきましょう。

アライメントとは、「骨・筋肉・関節・神経・血管・内臓などの並び具合」。（第1章参照）

アライメントが崩れた状態だと、どのような不調が起きるのでしょうか。

少しイメージしてみてください。

人間は、2本の足で立っていますよね。

下から順番に、足（＝足首から下の部分）、ひざ、股関節、骨盤、背骨、首、頭が積み重なった状態で日々生活をしています。

しかも、重力に常に逆らいながら動き続けています。

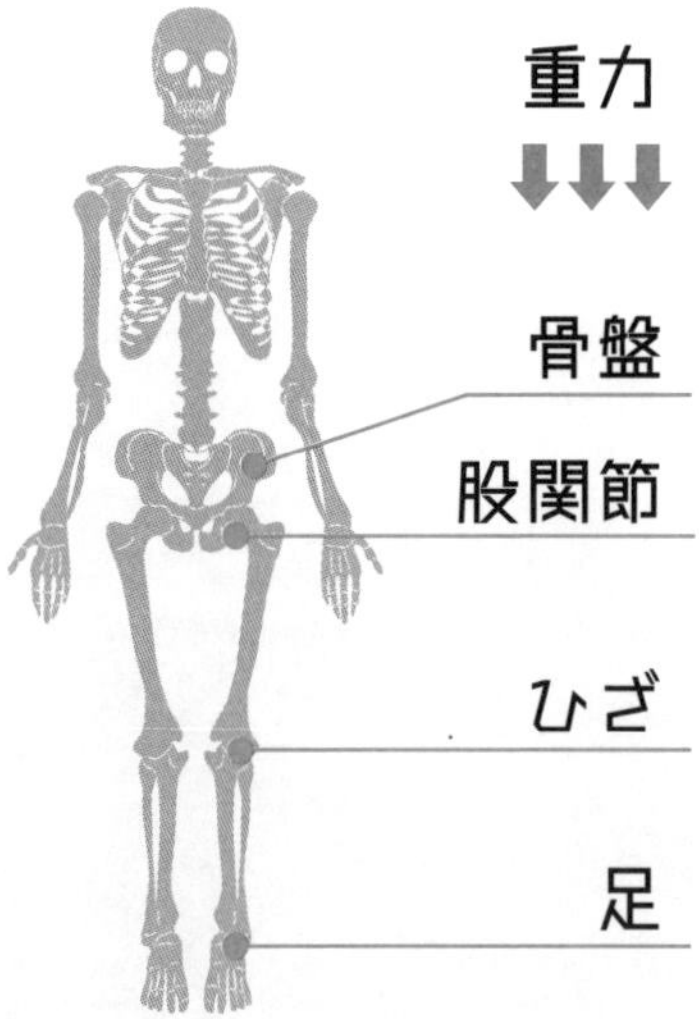

ここで問題です。

Q. 質問

もし、最も下にある「足」のアライメントが崩れてしまったら全身にどんな影響が出ると思いますか？

A. 答え

ひざ・腰・肩こり・頭痛など、全身のいろいろな箇所に痛みが生じます。

足のアライメントが崩れるとは、「足首から下の骨や筋肉などが、不自然な配置になる」ということ。足首ねんざや外反母趾、扁平足などが当てはまります。

「足（＝足首から下）」のアライメントが崩れてしまうと、**最初にひざ関節が影響を受け、その上にある股関節も影響を受けます。そして、さらにその上にある骨盤がゆがむ可能性が高まります。骨盤がゆがむと、腰痛・肩こり・頭痛などが起こります。いずれ、ひざ関節や足首、股関節に痛みが生じます。**歩きにくくなったり、転びやすくなったりします。

足のアライメントが少し崩れただけで、全身のいろいろな箇所に痛みが起きる可能性が高まってしまうのです。

※足のアライメントについては、私が監修させていただいた倉幹男先生の書籍『足の小指を動かせば一生歩ける』（池田書店）で詳しく知ることができます。

どこに行っても治らない…痛みや不調を繰り返す理由

このように、からだは**各箇所が連動**していますから、どこかが崩れると必ず別の部分に影響があらわれます。

「整体で治ったと思ったのに、すぐに痛みを繰り返す」
「どこに行っても、良くならない」
「病院では原因がわからないと言われた」

このようなことが起こってしまう最も多い理由は、**からだ全体のアライメントが整っていないから**なのです。

あなたが肩こりに悩んでいて整体院に行き、先生に症状を訴えたとします。するとほとんどの先生は、肩のあたりを触って施術しはじめるでしょう。

見識の広い良い先生であれば、

「その肩こりは、腰から来ているかも…」

などと察して、肩以外の箇所も見てくれることもあります。


しかし、**あなたの肩こりの原因が例えば「足首のゆがみ」だと瞬時に突き止められる先生はごくまれです。**

私はこれまで全国で約2万人の施術家向けに講演をしてきましたが、私の知る限りでは、**アライメントを深く理解して全体を見ることができる施術家はほとんどいません。**

足首のゆがみが原因で肩こりが起こっているケースは実際に多く、私は足からアライメントを整えることが多いです。


「肩こりなのに、先生はなぜ足を触っているのだろう…」

と疑問に思っているお客様もいるかもしれませんが、

「ツラかった肩こりが気にならなくなっています！」

という声をたくさんいただいています。

健康保険の使える病院では救えない痛みがある

「整体院だと、アライメントを詳しく知らない先生がいるんだ…。
じゃあ、病院ならちゃんと治療してくれるんですよね！」
このように考えたなら、ちょっと待って。もう少し私の話を聞いてください！

病院の先生はもちろん、アライメントについての医学的知識をお持ちです。
しかし、**健康保険が使える病院や治療院では、「痛みのある箇所」しか治療できません。**

あなたが「肩が痛い」と訴えているのに、足首のゆがみを調整しはじめる医者はいません。

「肩が痛い」という患者さんに対して医者ができることは、肩の部分のレントゲンを撮ったり湿布や痛み止めの薬を出したり、肩の手術をしたりすることだけです。痛みなどの症状が出ていない足首に対しては、**何もできない**のです。

これは、健康保険制度がこのようなルールになっているからです。健康保険は、症状のあるところに**しか**使えない制度です。

健康保険の適用範囲である病院の手術や薬では、救えない人がいる。病院で長年勤務してきたからこそ、私はその現状を身をもって知っています。どこに行っても治らない痛みや不調を改善するには、一般的な治療院でもダメ、病院でもダメなのです。

アライメントを整えられる施術家として全ての人に扉を開く

アライメントを正しく理解している「施術家」に出会えるかどうか?なかなか良くならない痛みや不調から抜け出すには、ここがポイントだということがおわかりいただけたでしょうか。

理学療法士は「アライメント」という言葉を日常的に使いますが、**真の意味で整えられる人はさほど多くない**というのが、理学療法士を約20年務めてきた私の見解です。

手前味噌で大変恐縮ですが、私のような経験をしてきた理学療法士が全ての人に扉を開き、自由診療で整体院を開業していることは、とても希少なようです。

困っている人を助けたい！

＼理学療法士歴 20年／

高原信二先生が 世界でも希少な施術家である理由

人体解剖経験がある

17年間の継続で人体構造を正確に把握

医学論文発表経験による

学術的立場からの見解がある

200演題以上の発表経験
学会賞も受賞！
深く膨大な医学知識！

世界のトップレベルのトレーナーに師事し

アライメントを正しく理解している

15年間、超一流のそばで

国体やプロスポーツなどのスピード感ある現場で

見る目を養い続けてきた

スポーツに精通した理学療法士！

こんなにスゴイ経歴を持つ方が、
医療機関ではなく
自由診療が受けられる整体院で
誰にでも門戸を開いてくれているなんて
ほんとに希少です！

幹整体院（名古屋市）倉先生

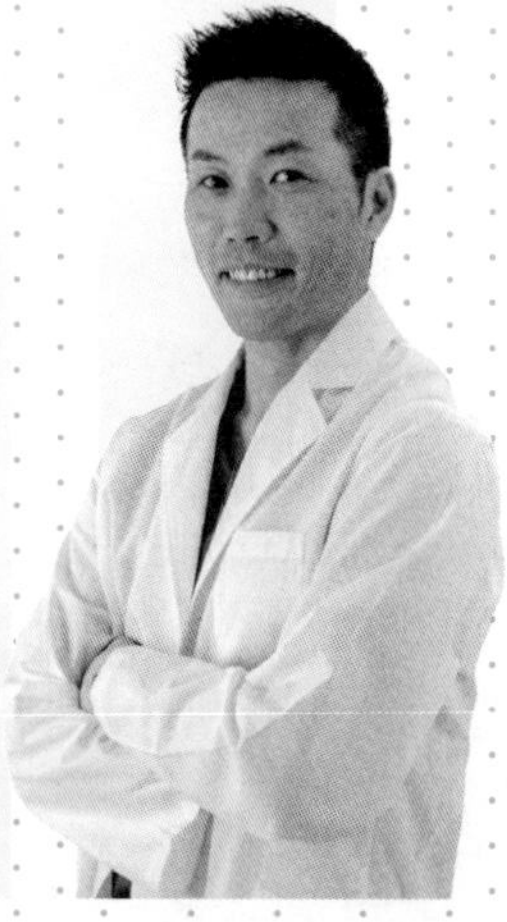

第4章

アライメントが整うとすっきりキレイ！

アライメントを整えて健康も美しさもアップ

アライメントが整っている状態とは「**骨・筋肉・関節・神経・血管・内臓などがキレイに正しい位置に並んでいる状態**」ですから、全身の流れ（リンパや血流）が滞ることなく、スムーズです。

リンパの流れや血流が良くなると美容に良いということは、よく知られていますよね。

アライメントを整えるだけで全身の流れが整い、いつのまにか次のような状態に近づきます。

アライメントが整っていると

- ◎お肌の調子が良くなる
- ◎便通が良くなる
- ◎むくみがスッキリする
- ◎新陳代謝が上がって痩せやすくなる
- ◎顔色が良くなる
- ◎疲れにくくなる

一方、アライメントが崩れている状態では、全身の流れ(血流やリンパ)はスムーズでなくなり、神経が圧迫されて何らかの痛みを生じやすくなります。

リンパの流れや血流が悪いのは美容に大敵ということも、よく知られていますよね。

アライメントが崩れると、次のような不調を引き起こします。

アライメントが崩れていると

- **× 肌荒れ**
- **× 便秘**
- **× むくみ**
- **× 新陳代謝が落ちて痩せにくくなる**
- **× 顔色が悪くなる**
- **× 疲れやすい、動きたくない、横になりたい**
- **× なぜかいつも体調が悪い**

アライメントの崩れが深刻になると、次のような症状も。

- **・慢性的な倦怠感**
- **・頭痛や肩こり**

早めにアライメントを整えておきましょう。

これらの症状に悩む人は、アライメントが崩れ、からだがゆがんでいる可能性が高いでしょう。

しかし逆に考えれば、**アライメントさえ整えれば、ほとんどの不調が嘘のように改善できる可能性が高い**とも言えます。

「アライメントが良い」と「アライメントが悪い」の違い

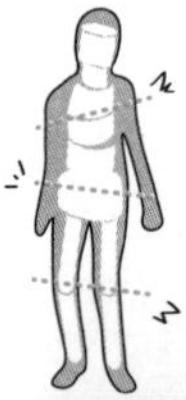

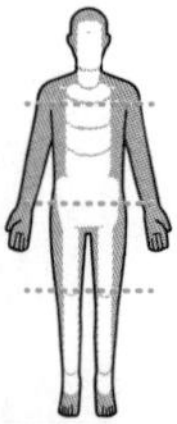

Bad ... アライメントが 悪い		Good ! アライメントが 良い
浅い	呼吸	深い
マイナス	健康貯金	プラス
悪い	代謝	良い
硬い 使えていない筋肉が多い	筋肉	柔らかい 400 個近く使える可能性
痛みが出るか、 効果が少ない 余計に硬くなる	運動すると	効果が出る
病気が出やすい 回復が遅い	病気	病気が出にくい 回復が早い
早い	老化	ゆったり
感染しやすい 回復が遅い 重症化の可能性が上がる	感染症	感染しにくい 回復が早い 重症化しにくい
効果が少ない すぐに戻る	美容	効果が大きい 持続力がある
効果が出にくい からだを壊す リバウンドしやすい	ダイエット	効果が出やすい 太りにくい

現在のアライメントが未来の健康をつくる

アライメントにおいて、骨や骨格はとても重要。

現在のあなたの骨や骨格は、過去に自分が摂った食事、姿勢、生活習慣、からだの使い方などから形成されています。

過去の影響が悪く出ていれば、現在のアライメント状態は良いはずがありません。

過去の自分　→　現在の自分　→　未来の自分

正しいアライメントは、自分自身がつくっていくものと言えますよね。
現在のアライメントを良い状態に整えることは、未来の自分のためでもあります。

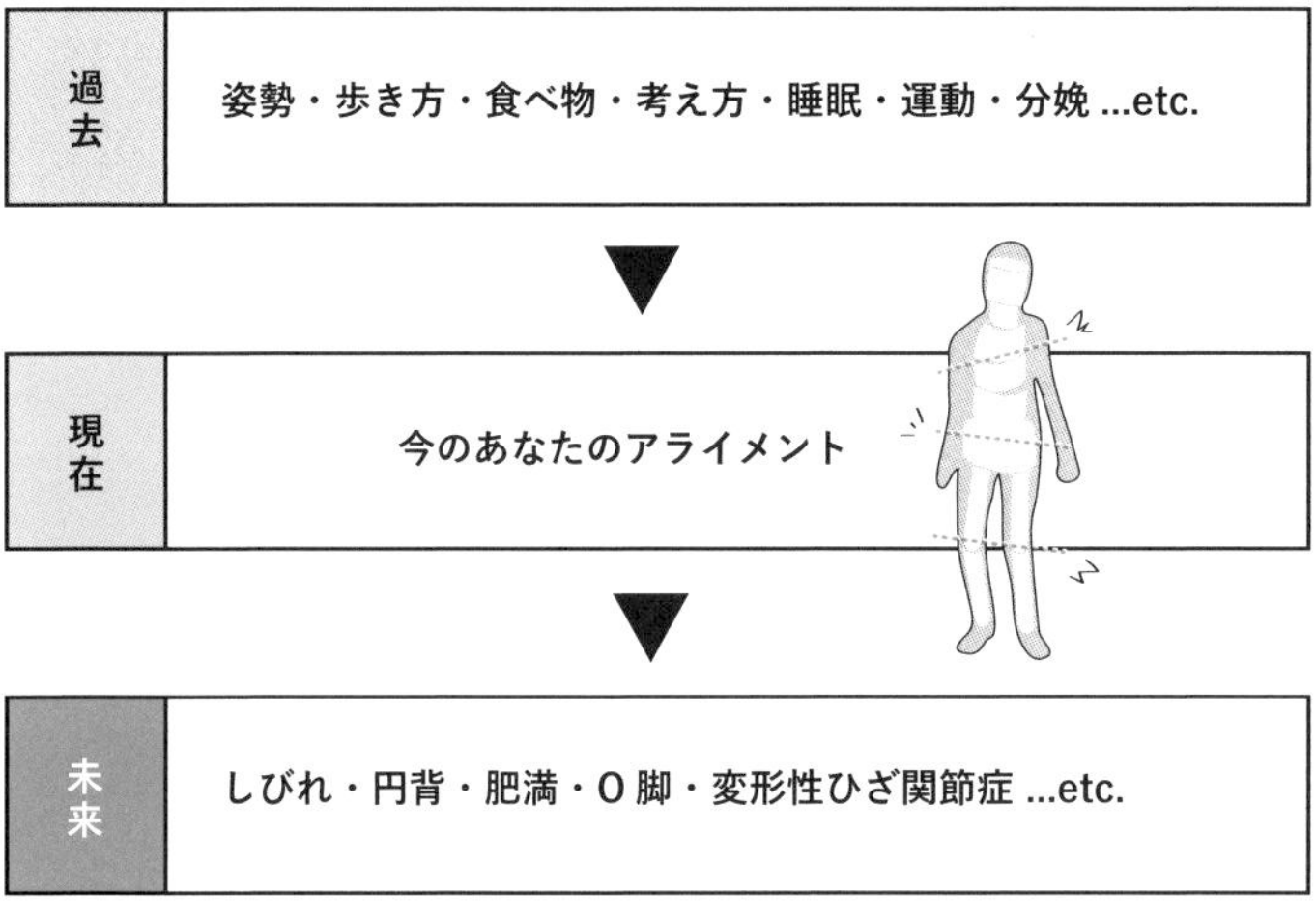

アライメントが整うと人生もイキイキしはじめる！

からだがすっきりと元気なら、毎日をイキイキと前向きに過ごせますよね。私は長年患者さんやお客様を見てきて、**からだと心は深く関係している**ことに改めて気付かされる毎日です。

「心とからだ、両方の不具合の緩和」
これを実現できるのが、アライメント調整です。

アライメントを整えて痛みや不調が軽くなり、日常生活がスムーズに。
全身の流れが良くなって健康はもちろん、見た目も若々しくなる。
からだが元気だから、心もイキイキ。
そして、人生も毎日イキイキ。

「アライメントが整うと人生もイキイキしはじめる」ということを実感されたお客様のお声を一部ご紹介します。

体験談

透析歴20年、歩行が困難だった母体力がついて社交ダンスを再開

50代女性のご家族

透析を20年近くしている80代の母は、手のしびれと体力の低下で外出する機会が減り、歩くこともままならない状態でした。

高原先生にご相談したところ、「透析していても整体はできる。**手のしびれの改善や体力をつけるためには、姿勢や日常生活のからだの使い方を変える必要がある**」と言われました。

通い始めると、3ヶ月経つ頃には手に力が入るようになりました。以前は付き添って手押し車を押しながら何回か休憩しつつでないと院へ行けなかったのが、今ではしっかりした姿勢で立って一人で杖をついて通えるようになりました。また、趣味の手芸や社交ダンスを再開できるようになりました。

私自身も腰痛と股関節痛持ち。高原先生にお世話になり、症状が強くない今も定期的にメンテナンスで通っています。

体験談

脚のしびれ・痛みで億劫だった外出歩行も動作もスムーズになり希望が！

80代男性

若い時から腰痛持ちで、15年ほど前からは脊柱管狭窄症の典型的な症状といわれる間歇性跛行の症状があらわれるようになり、少しずつ症状が進行していました。近年は歩行時に脚の痛みやしびれがあるため、外出するのも億劫になってきていました。

高原先生の施術を受けるようになってからは**痛み・しびれが大幅に減少し、歩行が楽になりました。またからだも軽くなり、階段の昇り降りなど何気ない日常動作もいつのまにかスムーズになりました。**

この調子だと旅行はもとよりゴルフも再開できるのではないかと希望が出てきています。

いつまでも自分の足で歩けるようにするだけでなく、高原先生のフォローを受けながら生活の質の向上を高める努力をしていきたいと思います。

体験談

姿勢が整ったら3ヶ月で7kgのダイエットにも成功

50代女性

これまで食事制限や流行のダイエットを試しては、あまり効果がなかったり痩せてはリバウンドしたりを繰り返していました。

高原先生に相談したところ、普段の生活状況を詳しく聞かれました。そして「**代謝を高めるためにまずはからだのゆがみを整え、水を飲む量を増やし、深い呼吸ができるようにし、睡眠の質を高め、体温を上げましょう！**」と言われました。食事制限やきついトレーニングをすると思っていたので正直「？」という感じでしたが、１ヶ月を過ぎた頃から、**ゆがみが整うとからだが軽く感じて呼吸がしやすくなり、夜もぐっすり寝られるように。**アドバイスいただいた日常生活で気を付けることや簡単なエクササイズを続けるとよく寝られるようになり、食事制限やきついトレーニングもなく3ヶ月で7kgのダイエットに成功。**姿勢が整ったのでフェイスラインやデコルテもスッキリ**しました。

体験談

伸びないひざ…手術をしなくても歩行や階段の昇り降りができるように

70代女性

何年も前からひざが痛くて真っ直ぐ伸びないので、普段の生活にも困っていました。整形外科に通って月に2回注射を打っていましたが症状は改善せず、手術を勧められていました。

友人が高原先生のいる『きっと整体院』に通っていて紹介されて行きました。ひざが痛くて行ったのに高原先生は足や股関節、腰などを触っていて、**気付いたら今まで伸びなかったひざが伸びるようになっていてびっくり。**

ひざを伸ばして生活できるようになってからは痛みもだんだん良くなって、歩行や階段の昇り降りがすごく楽になりました。

家でできる体操を教えていただいたので、できるだけ手術をしなくも済むように毎日体操するようにしています。

体験談

自律神経が乱れ、多汗としびれが悩み ゆがみを整えていつのまにか緩和

30代女性

２年前から多汗症状があり、人の多い場所にいたり緊張したりすると顔や首に汗をかいてしまい困っていました。また首のこりが強く、手にしびれが出て寝られない状態。自律神経の乱れからくるものだと言われ針治療をしていましたが、あまり効果がありませんでした。

高原先生に姿勢分析器で計測してもらい詳しく解説してもらうと、自分のからだのゆがんでいる場所がわかりました。**ゆがみによって筋肉や内臓の働き、血行が悪くなり、呼吸も浅くなっているようでした。**

施術とあわせて日常生活でのアドバイスやホームエクササイズを教えていただいたので、一生懸命続けてみました。

するとまず**呼吸が楽になり、ぐっすり寝られるように。**そして気付けばいつのまにか**発汗が気にならなく**なっていて、現在はジムにも通えるようになりました。

体験談

ジムで筋肉をつけてから不調が多発 分析と、全身を整える必要性を実感

20代男性

もともと貧弱なからだだったため、３年間ほどジムに通っていました。筋肉がついてからだは大きくなったのですが、首や肩のこりがひどくなり、頭痛や吐き気が出ることもありました。またウェイトトレーニングをしているときに筋力に左右差を感じたり上手くできない種目があったりして、姿勢やからだのゆがみが気になるようになっていました。

自分の姿勢や体組成を機器で分析して詳しく説明してもらってわかったことは、**猫背やストレートネックを治すにはその箇所だけではなく全身から変えていく必要がある**ということでした。

今はからだを整えてもらってからジムに行ったり、ジムの帰りにからだをチェックしてもらったりしています。

もう少し自信がついたらベストボディなどの大会への出場も考えています。

体験談

妊娠中、薬が飲めないツラい頭痛…姿勢改善とエクササイズで楽に

20代女性

妊娠中は肩こりからくる頭痛がひどかったのですが薬を飲めなくて、痛みを我慢するか肩もみをするかのツラい日々を過ごしていました。鍼治療に行ったりもしましたが根本的な改善にはなりませんでした。

高原先生に姿勢の検査をしてもらうと、**妊婦さんに多い「後ろに反った姿勢」**で生活していることがわかりました。

施術は全く痛くなく、ソフトなのに姿勢が良くなり、頭痛の頻度が減りました。

肩こりや腰痛に効く家でできる簡単なエクササイズを教えてもらい、自分なりに続けることでからだがだいぶ楽になりました。

体験談

10年良くならなかった足の痛みが軽減からだが変わっていく実感も

60代女性

モートン病で足の痛みがあり、長時間歩くことができませんでした。病院や整体などに10年ほど通い、薬を飲んだりインソールを入れたりしましたが良くならず、「このまま痛みが続けば、外出できなくなるのでは…」と不安でした。

高原先生には痛みが出ている足だけではなく、全身の施術をしてもらいました。すると**立っているときに体重ののる場所が変わってきてだんだんと痛みが減り、歩くことが困難でなくなってきました。**

姿勢や歩き方、私に合った靴の選び方なども教えていただいたので、これからも気を付けて続けていきたいです。

高原先生の施術はどんな感じ？

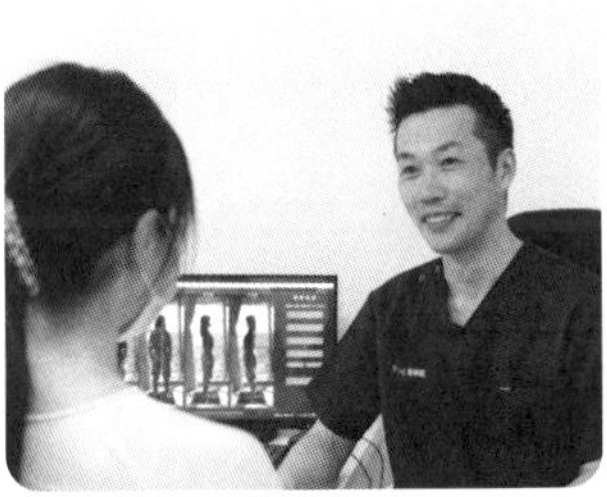

丁寧なカウンセリングからスタート。気になることを何でも話せます。

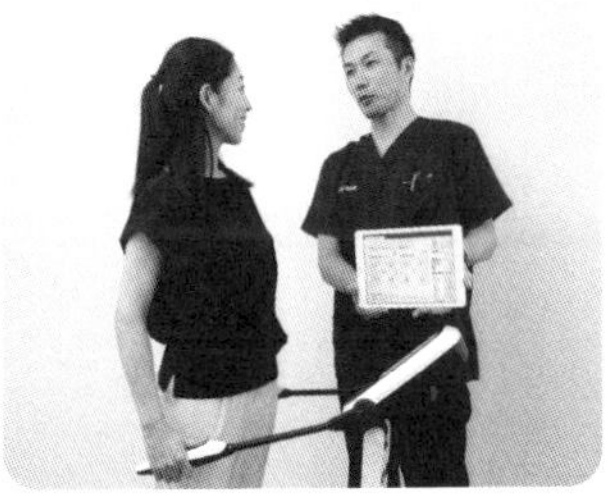

姿勢分析・体組成検査・ボディチェックを行い、現在のからだの状態を詳しく説明します。

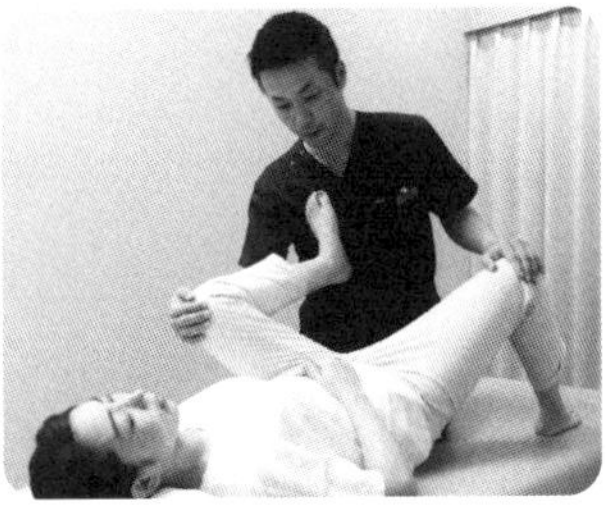

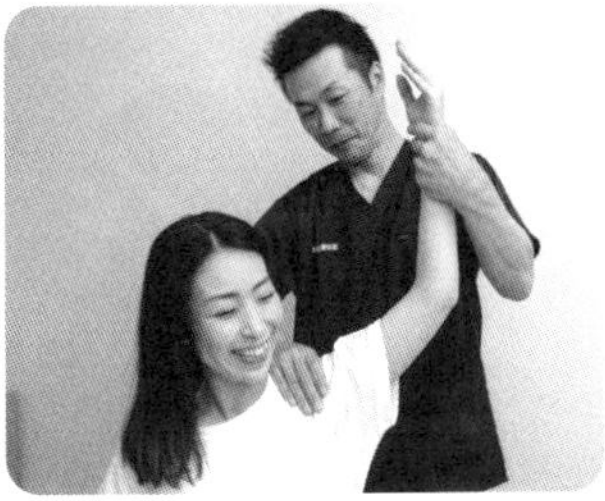

一人ひとりの症状に合わせた施術を行います。
アライメント調整は痛みが生じている部分だけでなく、からだ全体のゆがみを整えます。また、ゆがみが元に戻らないようピンポイントで筋肉も刺激していきます。自宅で行うエクササイズの指導や、日常の食事や姿勢に関するアドバイスも。

警告！
アライメントが崩れている現代人の症状

アライメントが崩れていると、どんな不調が起きやすいのでしょうか。
近年現代人に急増している症状は、次のようなものです。

自律神経失調症、スマホネックによる肩こり・頭痛

近年、自律神経失調症と思われる症状を訴える人が増えています。
自律神経失調症とは、主に次のような症状です。

- **全身的症状 ― だるい、眠れない、疲れが取れない**
- **器官的症状 ― 頭痛、動悸、めまい、立ちくらみ、冷え、便秘・下痢**
- **精神的症状 ― 情緒不安定、イライラ、不安感、うつ症状**

自律神経失調症が急増した背景には、スマートフォン（スマホ）の急速な普及、コロナ禍で

の生活スタイルの変化、テレワークが一般的になったことなどが大きく影響しているでしょう。人間は本来、太陽が昇ると活動し、太陽が沈むとリラックスしてからだを休めるようにできています。太陽が沈んだ後に**いつまでもスマホやパソコンの明るい画面を見ていると、体内リズムが狂ってしまう**のです。

距離の近い液晶にピントを合わせ続け、一日何時間も光を浴び続けていることも自律神経を乱す原因です。

また、**脳に蓄積される「情報のゴミ」**は通常は脳脊髄液で排出されますが、情報量の多さに上手く対応できないと、溜まったままのような状態になってしまいます。この状態は自律神経失調症が出やすいことがわかっています。脳神経系が原因でからだの不調を感じている人たちが増えているのです。

不調の原因は、**「スマホネック」の影響も大きい**と私は考えています。

スマホやパソコンを使用し続けると、姿勢の変形が起こります。**「スマホネック」「ストレートネック」と呼ばれる姿勢は、明らかにアライメントが崩れている状態**です。

また**「スクリーン無呼吸症候群」**と呼ばれる症状もあります。スマホやパソコンの画面を見ている最中に無意識のうちに呼吸が浅くなったり、何秒か息を止めてしまったりすることで、

肩こり・腰痛・頭痛を引き起こします。

この状態は**アライメントが崩れているため、マッサージで柔らかくするだけでは緩和されません。**施術を受けてもあまり効果を感じられなかったり、すぐに元通りになったりして、**「どこに行っても治らない」**という状態に陥ってしまいます。

人間のからだは何百万年もかけて環境の変化に順応してきました。一部は進化し、一部は退化して、現在の形状や機能となっています。しかしここ数年で急速に起こった環境の変化に、人間の進化はまだ対応できていません。

今生まれている子たちは変化後の第一世代。生まれながらに高度なＩＴ環境の中で育っていきますから、からだは時代に順応していく可能性が高いと言えます。

一方で、**現在働き盛りの30～50代は、からだの進化が未対応のまま突然のＩＴ過渡期に晒されている**のです。これまでの人類にない環境変化に急速に対応しなければならない。しかも、肉体の老化が始まり出した段階で…。ＤＮＡに記憶されていない初体験ですから、からだが悲鳴を上げるのも当然です。

これらの不調を緩和するためには、アライメントが整っていることが大前提。「アライメントを整える」がベースにあってこそ、緩和が可能になります。

↓自律神経失調症、ストレートネックによる肩こり・頭痛・腰痛は「正しいアライメント」がベースにあってこそ緩和できる

トレーニングによる故障・痛み

健康意識の高まりで、自宅でセルフトレーニングをする人やスポーツジムに通って筋肉をつける人が増えましたよね。しかし近年、**トレーニングによって腰やひざに負担をかけて痛めてしまい、来院される人が増えています。**

トレーニングは正しい知識に基づいて行うべきもので、闇雲に負荷をかけると大きなリスクが伴い、かえって筋肉や関節などを痛めてしまいます。特に腰やひざの関節は一度壊してしまうと元の状態に戻せないことが多く、一生の後悔となることも…。

「私はスポーツトレーナーの指示通りにやっているから大丈夫」と思っている人も、十分に注意してほしいのです。**トレーナーの中には、正しいアライメントの知識を持たないまま指導している人がたくさんいます。**

「アライメント？　もちろん知っているよ」

と言っているトレーナーがいても、少し慎重になってほしいのです。

トレーナーの知識レベルには個人差があります。**からだを深く観察して正しいアライメント指導をするには、かなりの経験が必要**です。トレーニングに関する知識はあっても、あなたのからだの状態に合わせた高いレベルの指導をしてくれるジムは、巷には多くありません。**正しいアライメント指導には医学知識も必要**で、高いレベルに到達しているトレーナーは世界でも数えるほどしかおらず、主にトップアスリートの指導に携わっています。一般人が気軽に通えるスポーツジムなどに勤務しているケースは多くありません。

トレーニングで筋肉をつける前に、まずは自分自身でアライメントについての基本的な知識を身につけましょう。トレーニングには正しい順番があります。正しい順番を知らないと逆にからだを壊しやすいので、ぜひお願いします。

→トレーニングをする前に、まずはアライメントの基礎知識を。
からだを壊さないための正しい順番を知ろう

産後のママさんが、子育ての負荷に耐えられない
（子育てするまであまり運動してこなかった人）

子育ては、子どもを抱っこしたり荷物を持ったり、一日中動き回ったりと、体力をとても必要とします。しかし近年は、出産した若いお母さんが子育ての負荷に耐えられない、ということが多いようです。抱っこするときの子どもの重さに耐えられなかったり、授乳時に持久力が持たなかったりする女性が増えています。

現代人は、意識的にからだを動かさなければ運動不足に陥ってしまいます。日常で運動をほとんどしてこなかった女性が、出産後にいきなりハードな子育て生活に突入してしまうと、子どもを抱えることや、大量の荷物を両手に持つこと、日常生活がバタバタすることなど、それまでしてこなかったことを産後の体調で急にやりはじめるのですから、かなり大変でしょう。

できれば、出産までに運動経験があることが望ましいです。加えて、**アライメントを整えて「基本的なからだの使い方」に慣れておく**と産後の負担が和らぎ、疲れても順調に復帰しやすくなります。

↓産後の負荷でボロボロにならないために、アライメントを整える。基本的なからだの使い方に慣れておこう

あなたは大丈夫？アライメントの崩れチェック

アライメントの崩れ（からだのゆがみ）は、自分で簡単にチェックできますよ。現在不調のある人もない人も、一度全身の状態をチェックしてみましょう。

次の10項目のうち、あなたはいくつ当てはまりますか？

Check ✓

Check	項目
	① 靴の減り方が左右で違う
	② 仰向けに寝たとき、両足の長さが違う
	③ 壁を背中にして直立したとき、かかと・お尻・背中・後頭部のどれかが壁につきづらい（あごを引けない、巻き肩になる）
	④ 足を伸ばして座ったとき、ひざが床から浮いている。または、手がすっぽり入る
	⑤ 笑ったときに顔が左右対称ではない
	⑥ 真っ直ぐ立ったとき、肩の高さが左右で違う気がする
	⑦ 歩いているうちにスカートがくるくる回る
	⑧ しゃがむとき、ひざ同士がくっついてしまう
	⑨ 仰向けではリラックスできない、すぐにひざを立てたくなる
	⑩ イスに座ると、脚を組む。または、デスクワークを半日以上している

解説

✓① 靴の減り方が左右で違う

からだ全体のバランスが悪く、**重心が左右どちらかに傾いている**状態です。もしくは歩き方に問題があり、一部の足裏に負担がかかりすぎている状態です。特に靴の内側が減っている場合は、足首のアライメントの崩れ、全身のアライメントの崩れの可能性があります。

✓② 仰向けに寝たとき、両足の長さが違う

からだ全体がねじれ、骨盤もゆがんでいる状態です。股関節の硬さやひざの硬さに左右差があります。現状では痛みを感じなくても、放置すると、いずれひざや股関節の痛みが出てくる可能性が高いです。

✓③ 壁を背中にして直立したとき、かかと・お尻・背中・後頭部のどれかが壁につきづらい（あごを引けない、巻き肩になる）

からだ全体が真っ直ぐの人は、かかと・お尻・背中・後頭部を壁につけて無理なく立つことができます。あごも引けますし、巻き肩になりません。

この姿勢がちょっときついなと感じる人は、**猫背・ストレートネック・反り腰になっている可能性**が高いです。放置すると、自律神経の不調、疲れやすさ、頭痛、呼吸の浅さ、腰

痛といった症状が出てくる可能性があります。

✓ ④足を伸ばして座ったとき、ひざが床から浮いている。または、手がすっぽり入る

ひざが浮いてしまう人は、普段からひざを前に出しながら歩いているケースが多いです。**猫背になっており、骨盤後傾（骨盤が通常より後ろの位置に倒れている）状態**です。放置すると、腰痛、自律神経の不調、呼吸の浅さ、ひざの痛みや脊柱管狭窄症といった症状が出てくる可能性があります。

✓ ⑤笑ったときに顔が左右対称ではない

あご関節にゆがみがある状態です。放置すると、頭痛、食べ物を強く噛めない、食いしばりといった症状が出てくる可能性があります。

✓ ⑥真っ直ぐ立ったとき、肩の高さが左右で違う気がする

肩甲骨の位置が左右でズレてしまっている状態です。巻き肩になっている可能性も。放置すると、巻き肩、肩こり、背中の痛みといった症状が出てくる可能性があります。

✓ ⑦歩いているうちにスカートがくるくる回る

骨盤にゆがみがある人に多い現象です。放置すると、腰痛、ぽっこりお腹、下腹が出てお

尻が下がる（下半身太り）、股関節の痛みといった症状が出てくる可能性があります。

✓⑧しゃがむとき、ひざ同士がくっついてしまう

アライメントが真っ直ぐ整っている場合、しゃがんだときにひざはくっつきません。くっついてしまう場合は、**ひざ関節・足首の関節・股関節にゆがみがある可能性があり、お腹が硬い、骨盤後傾の可能性も高い**です。放置すると、扁平足、外反母趾、ひざの痛み、50～60代頃に変形性ひざ関節症が出てくる可能性があります。

✓⑨仰向けではリラックスできない、すぐにひざを立てたくなる

仰向けで寝るのが苦手な人は、**骨盤がゆがんでいる可能性**が高いです。特に、すぐにひざを立てたくなる人は腰痛があり、ゆがみが大きいケースも。放置すると、腰痛、睡眠障害、呼吸の浅さといった症状が出てくる可能性があります。

✓⑩イスに座ると、脚を組む。またはデスクワークを半日以上している

骨盤に左右のゆがみがあります。運動不足や長時間座っていることで同じ姿勢ばかりしていると、筋肉の使い方が偏って一部分が固まってしまい、アライメントが崩れてしまいます。

1個でも当てはまれば、アライメントが崩れている（からだがゆがんでいる）可能性があります。

当てはまる項目が多いほど全身にゆがみがあり、大きな不調が出やすくなっています。今すぐ、自分でできるアライメント調整をはじめてみましょう。**（→第6章で紹介）**

日常のちょっとした動作でもアライメントは崩れてしまうため、定期的なチェックをして正しいアライメントを維持できるよう心がけるのが理想的です。

アライメントの状態でわかる健康7レベル

アライメントの状態によって、からだの健康状態は大きく変化します。年齢を重ねるほどアライメント崩れの影響は顕著です。

私の経営する院では、アライメントの整った元気なからだを**「キレイボディ」「ワクワクボディ」「イキイキボディ」**と呼んでいます。

また、アライメントが崩れて不調が出ているからだを**「ダメージボディ」**と呼びます。「ダメージボディ」は**3段階**に分かれます。

これらに加えて、自分の現在の健康状態を認識できておらず、まずは分析が必要な**「新・整体分析」**レベルもあります。

つまり、**アライメントの状態によって健康状態は計7レベルに分かれる**と考えています。

7 UP! キレイ整体

アライメントの状態によって、健康状態は計7レベルに分かれる。現状のレベルは、「新・整体分析」によって判断できます。

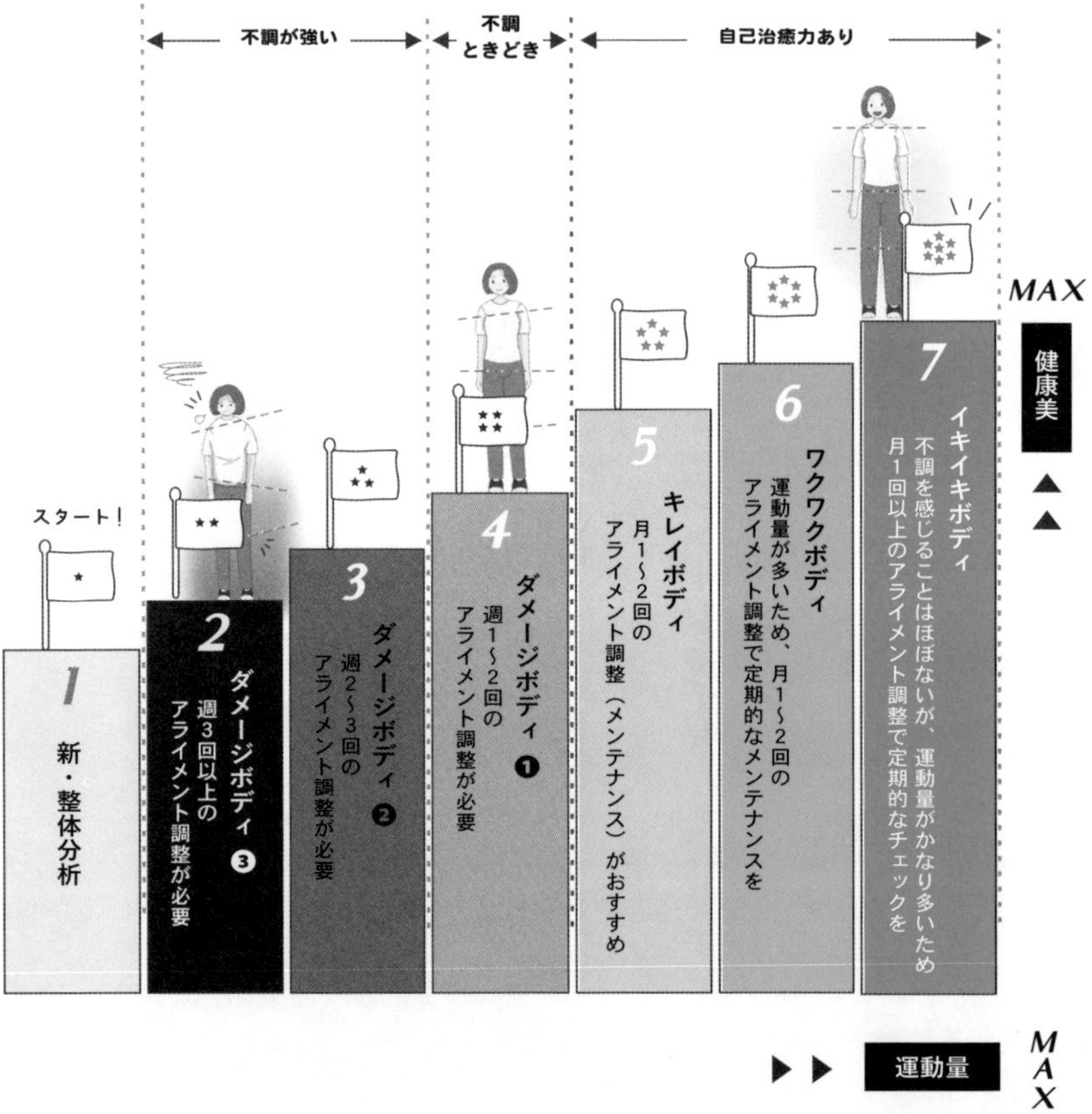

不調が強い
不調ときどき
自己治癒力あり
スタート!
1 新・整体分析
2 ダメージボディ❸ 週3回以上のアライメント調整が必要
3 ダメージボディ❷ 週2~3回のアライメント調整が必要
4 ダメージボディ❶ 週1~2回のアライメント調整が必要
5 キレイボディ 月1~2回のアライメント調整（メンテナンス）がおすすめ
6 ワクワクボディ 運動量が多いため、月1~2回のアライメント調整で定期的なメンテナンスを
7 イキイキボディ 不調を感じることはほぼないが、運動量がかなり多いため月1回以上のアライメント調整で定期的なチェックを
MAX
健康美
運動量
MAX

■**新・整体分析**　（「一般社団法人未来整体研究会」考案）

①「姿勢分析マシーン・体内組成計」
②「ベテランによるボディチェック」
③「カウンセリング」
の３つを駆使してからだの現状を分析する。

マシーン分析では、体内組成など細かなデータを可視化、数値化することで「不調の原因は何か？」「どれくらい緩和できたか？」をしっかりと理解できる。食事や運動に関するアドバイスも的確に受けられる。

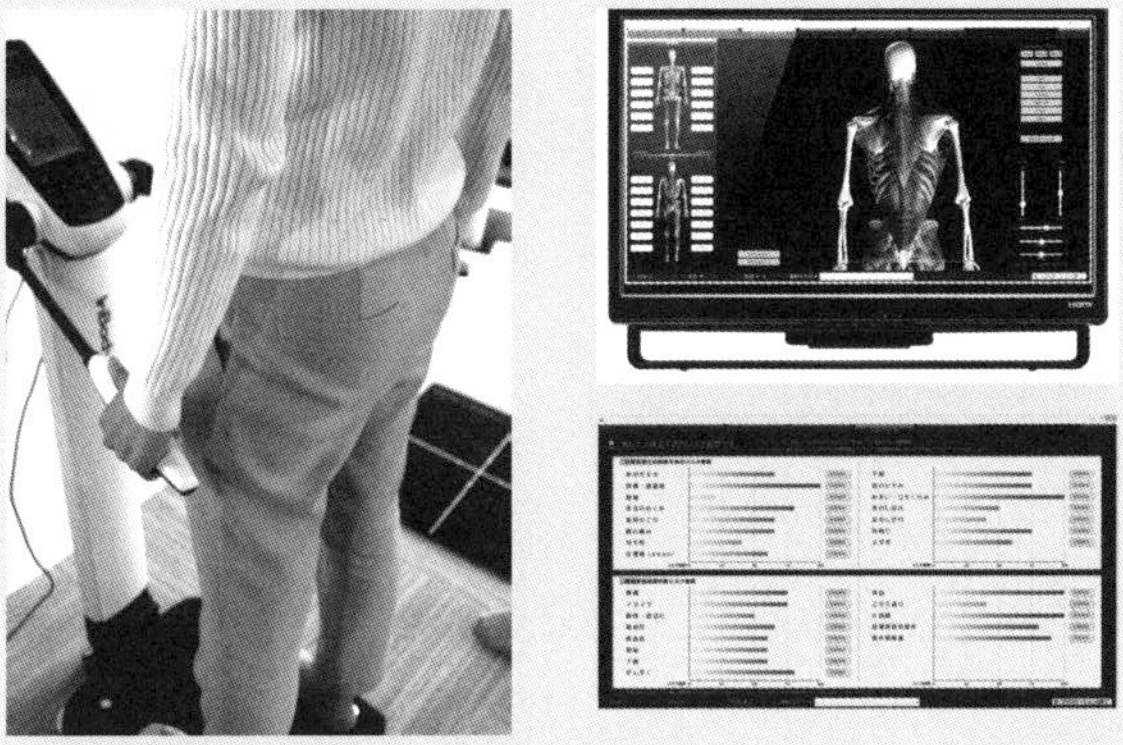

姿勢分析マシーン・体内組成計

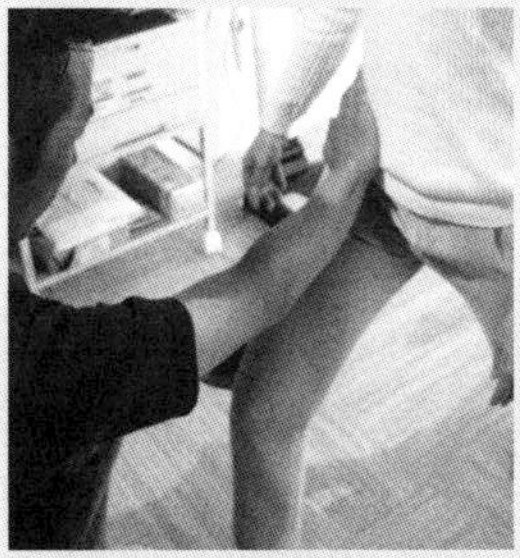

ベテランによるボディチェック

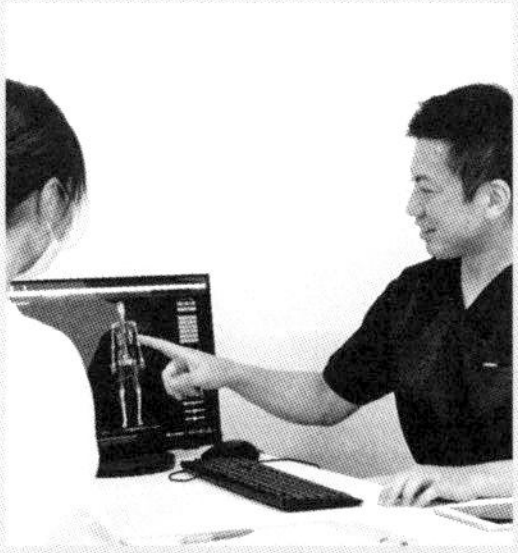

カウンセリング

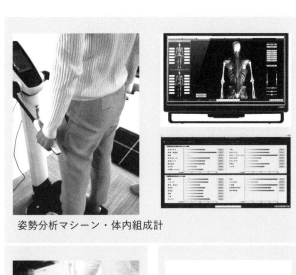

レベル1「新・整体分析」

自分のアライメントの状態や健康状態、使えていない筋肉などを正確に認識していない段階。**「新・整体分析」**を用いて、体内の状態や将来起こりうるリスクを把握し、健康意識と習慣を変えることが必要です。

レベル2「ダメージボディ③」

激しく疲れやすかったり各所に強い痛みを感じやすかったりなど日々不調に悩まされており、免疫力の低下を自覚できる段階。闘病中の人も含まれる。

病院に行ったり薬を飲んだりしても一時的で根本的治療にはならず、不調を繰り返し、気力も湧かず、人生に悲観的になってしまうことが多い。

レベル3「ダメージボディ②」

疲れ・肩こり・腰痛・頭痛などの不調を日常で時々感じており、免疫力が比較的低い状態。健康診断や人間ドッグでは気になる点が散見し、何らかの病気を抱えている人も含まれる。

通院やセルフケアで改善を試みるが、あまり効果を感じられず元に戻ってしまう。不調を感じながらも毎日を何とか生活している。

レベル4「ダメージボディ①」

日常での体調は普通。体調が悪いわけではないが老化は感じており、ワクワク&イキイキというほどでもない毎日。

健康診断では異常がなくても、「新・整体分析」では注意すべき点が見つかる。

健康について**自覚が薄い**ため油断しやすく、**最も注意すべき段階**。

レベル5「キレイボディ」

基本的なアライメントが整っており、適度に運動をしていて代謝が良い。

日常ではからだが楽々と動き、本来の自己治癒能力を発揮しているので不調を感じても睡眠で回復しやすい。周囲から「年齢より若く見えるね」と言われることがある。

自己管理はできているが、油断すると「ダメージボディ」へ戻ってしまいやすいので注意。

レベル6「ワクワクボディ」

年相応以上の体力や運動能力があり、運動習慣が身についているため筋力もある。

姿勢も良く、周囲から「若返ったね」「いつも元気だね」などと言われ、同年代の人よりも積極的に動ける自覚がある。

からだが動くので気力が高く行動力もあり、毎日ワクワクして過ごしている。

周囲の人をサポートできる余裕もある。

レベル7「イキイキボディ」

健康意識が高く体力があり、毎日たくさん動いているため、むくみや肌のくすみ、余分な脂肪などが少なく、年相応以上の健康と美しさを感じさせる。

「健康美」を実現している人。

からだも心も元気なため人生を自分らしく軽々とイキイキ生きていて、周囲からは憧れの存在として尊敬の念を抱かれている。

第5章

アライメントを整えたら「筋の再教育」を

昭和以前の日本人は筋力があり自己治癒力も高かった

全身のアライメント（骨や筋肉などの位置）を維持するためには、適度な筋肉が必要です。

昭和以前の日本人は、日常活動だけでも現代よりからだをたくさん動かしていました。自転車や徒歩で移動する人も現代よりたくさんいましたし、インターネットがないため外出する機会も多かったですよね。洗濯・料理・掃除など家事をするにも全自動の家電製品はありませんから、様々な動きが必要。**たくさん動いていたので、現代人よりも筋肉がありました。**

以前の日本人は基本的な筋肉が形成されて維持できていたため、**昭和以前の施術家は、不調を抱えた方の筋肉を緩め、張りを取ったりゆがみを整えたりするだけでもある程度の施術ができました。**ゆがみを整えれば、あとは**その人自身の筋肉でからだ全体を支え、アライメントを維持できた**から。アライメントを維持する過程で、不調が自然と回復していくこともあったでしょう。**自己治癒力が高かった**とも言えます。

「昔の人は元気」というのは、**「日常生活で養った筋力があるためアライメントが崩れにくい」**という要因もあるかもしれません。一九九〇年代頃までの生活では、アライメントさえ整えていればなんとかできたようです。

現代人はアライメントを維持できない!?
筋肉量が少ない or 正しく使えていない

一方、現代人のほとんどは運動不足かつ筋力不足。筋肉量の少ない人が多いです。

「現代人は、からだ全体を支えるための筋肉量が足りない」と言えます。また筋肉があっても、**筋肉が本来の力を発揮できない状態**になっている人も多くいます。


例えば次のようなケースです。

・デスクワークで長時間同じ姿勢を保つため筋肉や筋膜が固まり、血液や神経の流れが滞る
・家事が便利になり、日常生活での動作が少ない

このような人は、**筋肉があっても正しく使えていない状態。**

便利な現代生活は、筋肉が持つ「本来の力」を正しく発揮できる機会を奪っています。つまり、**アライメントを正しく整えたとしても、正しい位置を支えきれずにすぐに崩れてしまう人が増えているのです。**現代人の筋肉では良い状態を維持すること自体が難しいため、**何度施術しても同じ不調を繰り返すことになります。**

人間は40歳から毎年0.5％ずつ筋肉量が減少し、60歳を過ぎると急激に筋肉量が減少していきます。下半身の筋肉量から減少しはじめ、太ももを形成する大腿四頭筋は、年齢を重ねるごとに次のように減少します。

太ももを形成する大腿四頭筋は…

・20代に急速に減少
・40代後半から50代にかけて大きく減少
・70歳では約30％まで減少

筋力が衰えるときに、もしアライメントが崩れていたら…。

変形性ひざ関節症などになってしまうのは目に見えています。60代女性の40％、70代女性の70％が、ひざ関節の軟骨に炎症やすり減りがあると言われています。

トレーニング動画やジム…自己流で筋肉をつけるのは危険

コロナ禍以降、運動不足解消のためにユーチューブなどの動画を見ながらストレッチや筋力トレーニングを行い、かえってからだを痛めてしまう人の来院が続出していますが、これはそれまでの運動不足に加え、**アライメントが整っていない状態で筋肉をつけようとしてしまったことによる弊害**です。

「からだを動かそう」「筋トレをしよう」という意欲はとても大切。ただ、姿勢が悪かったり骨盤がゆがんでいたりなど、**アライメントが崩れている状態で筋肉をつけようとすると、必ず後で不具合が生じます。**

女性から「ヨガをはじめてから腰を痛めた」というような話もたびたび耳にしますが、アライメントが崩れている状態で行っていたから痛めてしまったケースも多いのではないでしょうか。「ジョギングやマラソンを始めてから、かえってあちこちに痛みが出るようになった、なぜ…」というケースも同様です。

「筋トレや運動を頑張ってみよう！」と決意したなら、まずはアライメントを整えることから始めましょう。

現代人の不調緩和に必須「筋の再教育」

アライメントを整えることはとても大切ですが、**せっかく正しく整えても、筋肉がへなちょこなままだと骨や関節がいずれまたズレてしまいます。**

正しいアライメントを維持したまま生活するには、使えていない筋肉を使えるようにするトレーニングが大事。**アライメントを整えた後は、正しい筋トレが必須**です。

筋肉は、本来はきちんと使えるはずのもの。ただ、正しい使い方を忘れているだけ。正しい使い方を筋肉に思い出させてあげることが大切なのです。

私はこれを「**筋の再教育**」と呼んでいます。**眠っている筋肉を起こす**ことです。

「アライメント調整」と「筋の再教育」は、2つで1セットと覚えておいてください。

重要！

【現代人の不調緩和に必要なセット】

① アライメント調整（基本かつ必須）

② 筋の再教育（アライメントを維持し、さらに動けるからだをつくるため）

正しく理解している人はほぼいない「筋の再教育」は、施術家にも必須の知識

人間のからだには、大きな筋肉（メジャーな筋肉）から小さな筋肉（ミクロな筋肉）まで約**400を超える筋肉**が存在し、それらが連動して機能しています。

私は多くの一流アスリートたちを医学知識をベースにしてサポートした後に施術業界へやってきましたが、私の知る限りでは、**施術家やスポーツトレーナーたちは、大きな筋肉についての鍛え方のみを指導しているケースがほとんど**です。大きな筋肉の鍛え方はわかっても、動いていない小さな筋肉との連動を考えてトレーニングしてあげられる施術家にはほとんど会ったことがありません。

「筋の再教育」をするには、「その人はどの筋肉が正しく使えていないのか？」を見極めなければなりません。

現代人は、筋肉を正しく使えていないためにアライメントを維持できていない。

また、誤った使い方をすることでアライメントを崩してしまっている。

施術家たちは、現代特有のこの特徴を理解する必要があると感じています。**施術家が最優先で身につけるべき知識や手技は「筋の再教育」に関するものだ**と私は考えています。

アライメント調整 & 筋の再教育 ができる 主な 整体院

アライメントを正確に整えて「筋の再教育」をするには、施術にお越しいただくのが望ましいです。症状や状態にもよりますが最初は週1～2回以上ご来院いただき、少しずつペースを落として約3ヶ月間通院していただくと、ほとんどの不調や痛みは緩和していきます。

下記は私が直接指導している整体院です（随時拡大予定）。

どこへ行っても治らない不調でお悩みの方は、ぜひお近くの院へ一度ご相談ください。

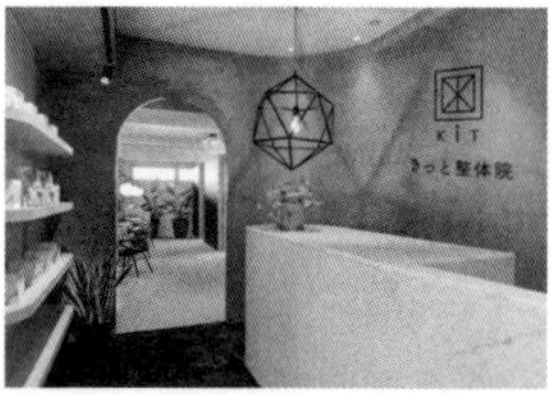

大阪府　きっと整体院

大阪府大阪市浪速区元町 1-2-17
フクダ不動産 NAMBA ビル 7C
TEL：06-6556-9633

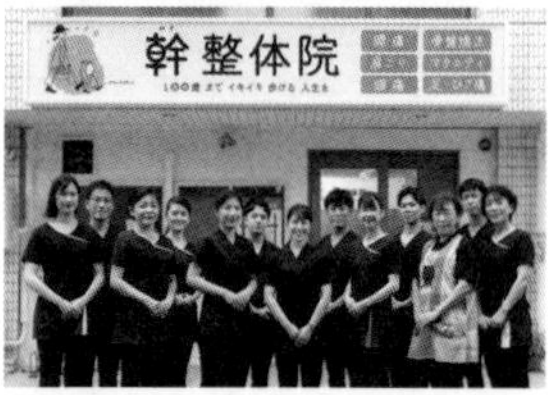

愛知県　幹整体院

愛知県名古屋市緑区池上台 2-28
ライオンビル 1F
TEL：052-893-0773

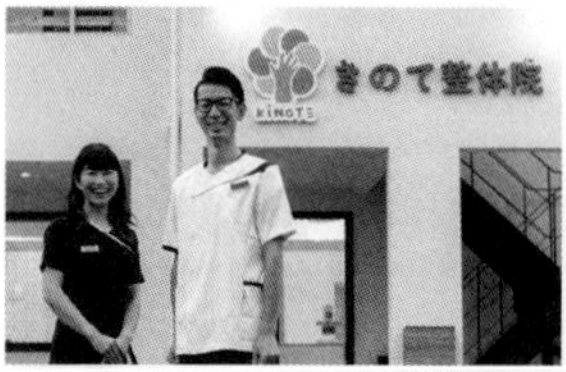

愛知県　きのて整体院

愛知県名古屋市天白区荒池 1-1307
TEL：052-746-1731

整体院の一覧は「未来整体研究会」のホームページよりご確認いただけます。
https://miraiseitai.info/salon/

第6章
すっきりキレイ！自宅でセルフ体操

普段から基本のアライメントを整えていると、もし不調になってしまっても回復のスピードが速くなったり重症化しづらくなったりします。

自宅でできるセルフ整体をご紹介しますので、習慣化していつまでも元気でキレイを目指しましょう！

短時間で簡単にできるので、すきま時間を活用して気軽に整えられますよ。

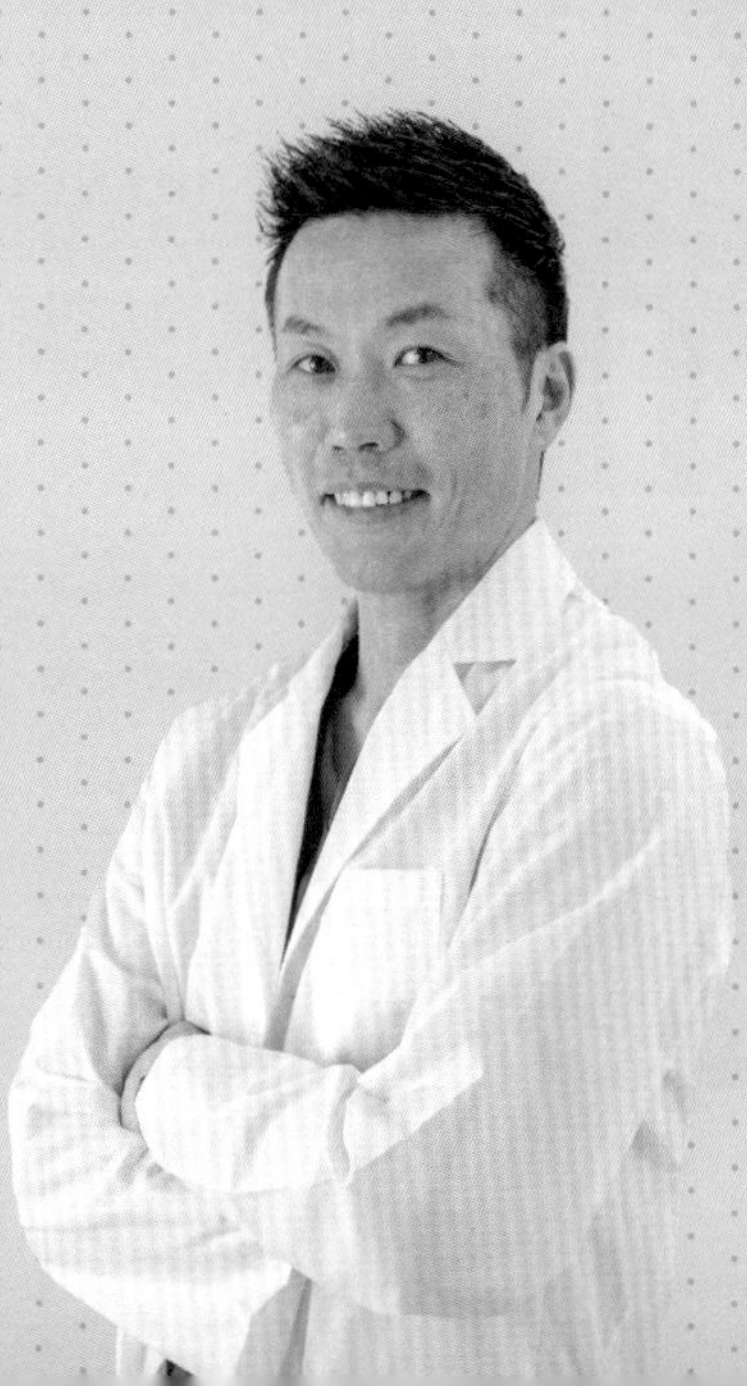

足（指・土踏まず・足首）の体操

アライメントを整える
基本は「足」から！

足は、からだを最も低い位置で支えてくれている全身の土台。

足のアライメントを整えることで、その上にのっているひざや骨盤、腰、肩などもある程度のバランスを保つことができます。逆に言えば、**足が崩れていると全身のバランスが崩れてしまい、あらゆる痛みや不調を引き起こしてしまいます。**全身の不調を改善するためには、まず最初に整えなければならない箇所です。

足を整えるのは、足の不調に悩んでいる人だけではありません。肩こり・腰痛・頭痛・全身の倦怠感…どんな不調や痛みに悩んでいても、必ず足を整えることから始めましょう！

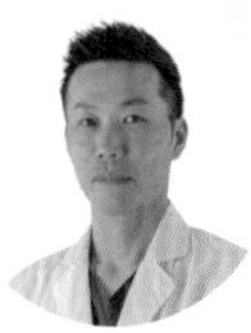

所要時間 2分

準備体操

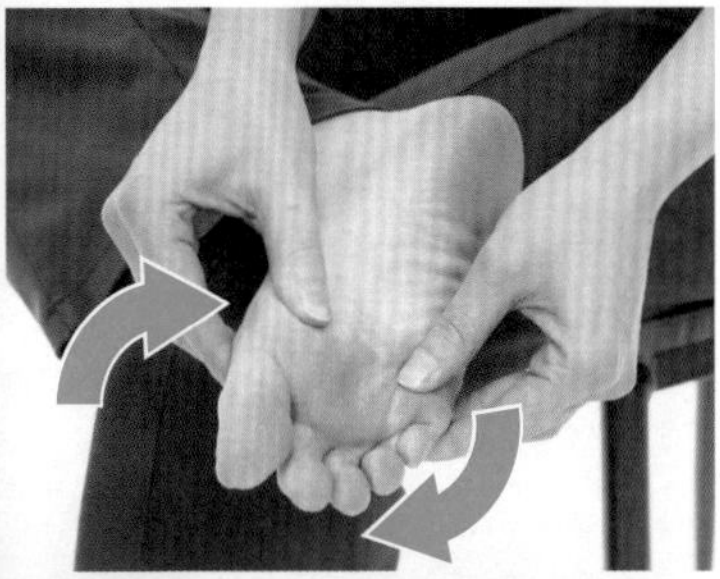

足指ゆらゆら

1. 足を反対側の太ももにのせる。
2. 小指と親指のつけ根あたりを手で持つ。
3. 手を前後に交互に30回ゆらし、足指のつけ根をほぐす。

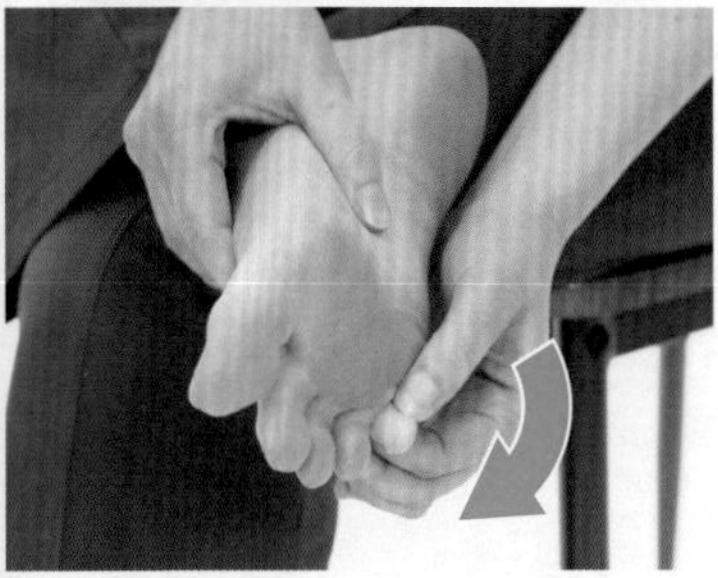

足指ほぐし

1. 足の指を１本、手で持つ。
2. 足指１本につき５回ずつ、ゆらしたり回したりしてほぐす。

反対の足も同様に行う

所要時間 2分

足グー！

グーと縦アーチの形を記憶させるストレッチ

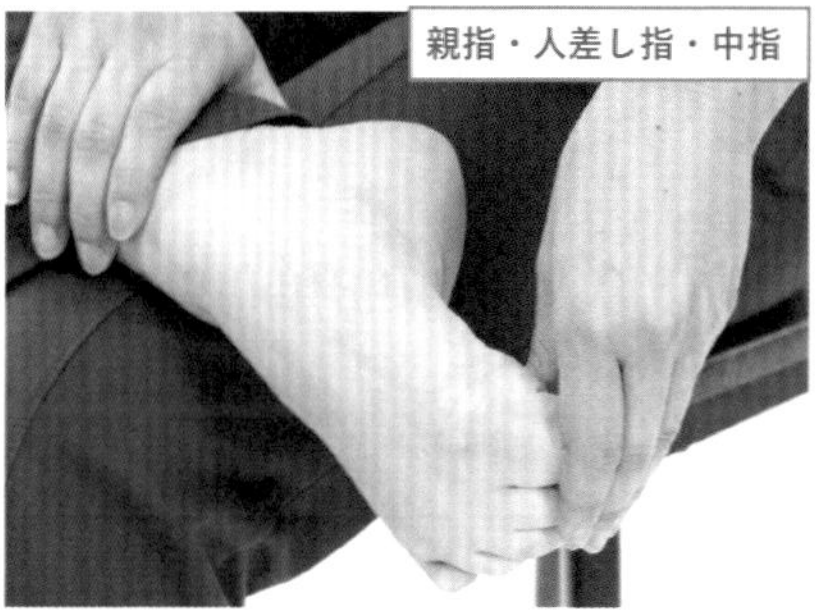

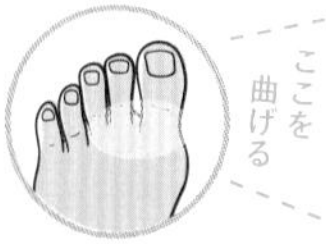

1

足を反対側の太ももにのせる。

手で足の親指・人差し指・中指をつけ根から曲げてグーの形をつくり、10 秒間キープ。

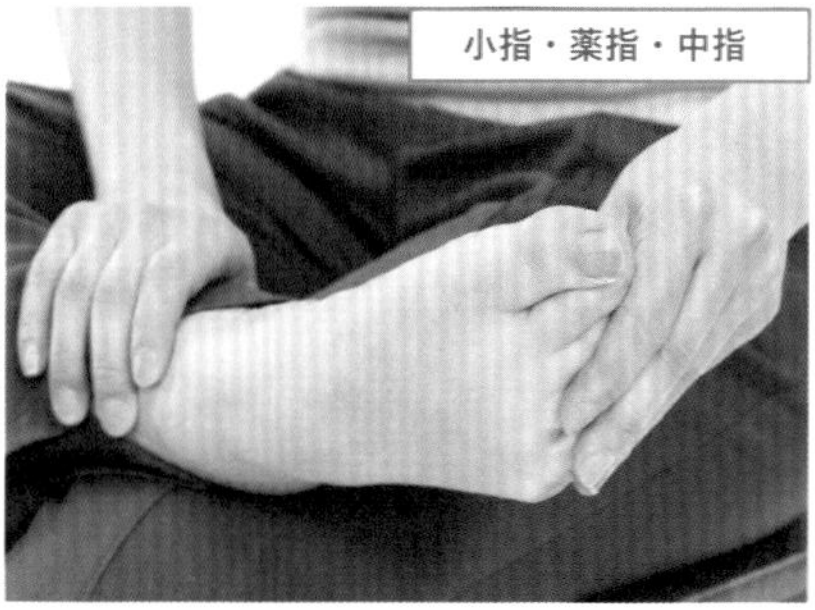

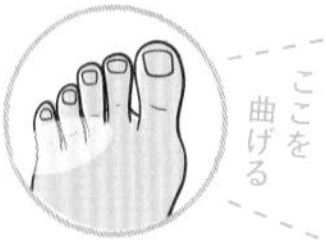

2

手で足の小指・薬指・中指をつけ根から曲げてグーの形をつくり、10 秒間キープ。

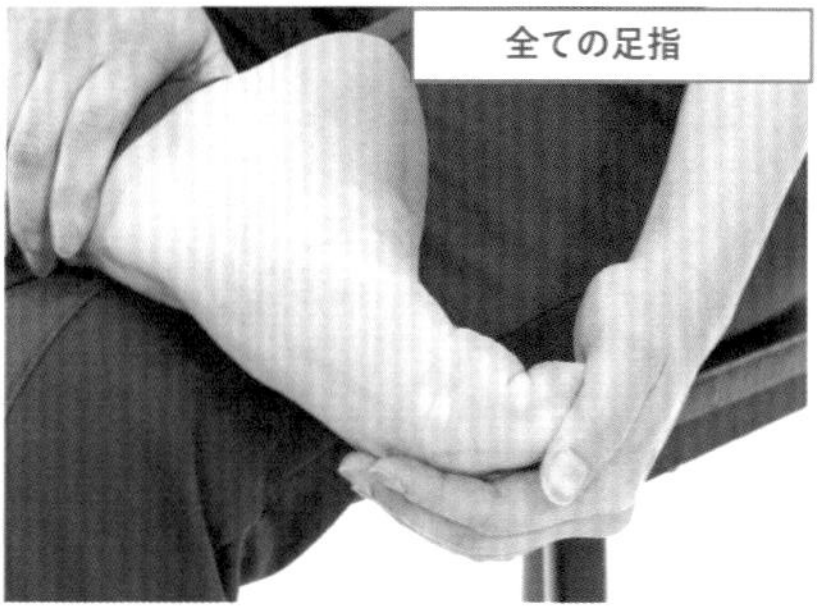

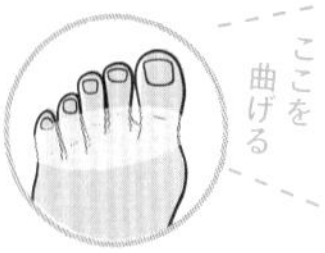

3

手で足指の全てをつけ根から曲げてグーの形をつくり、10 秒間キープ。

①〜③をもう一度繰り返す。

反対の足も同様に行う

所要時間 1分

足たたみ

横アーチの形を記憶させる

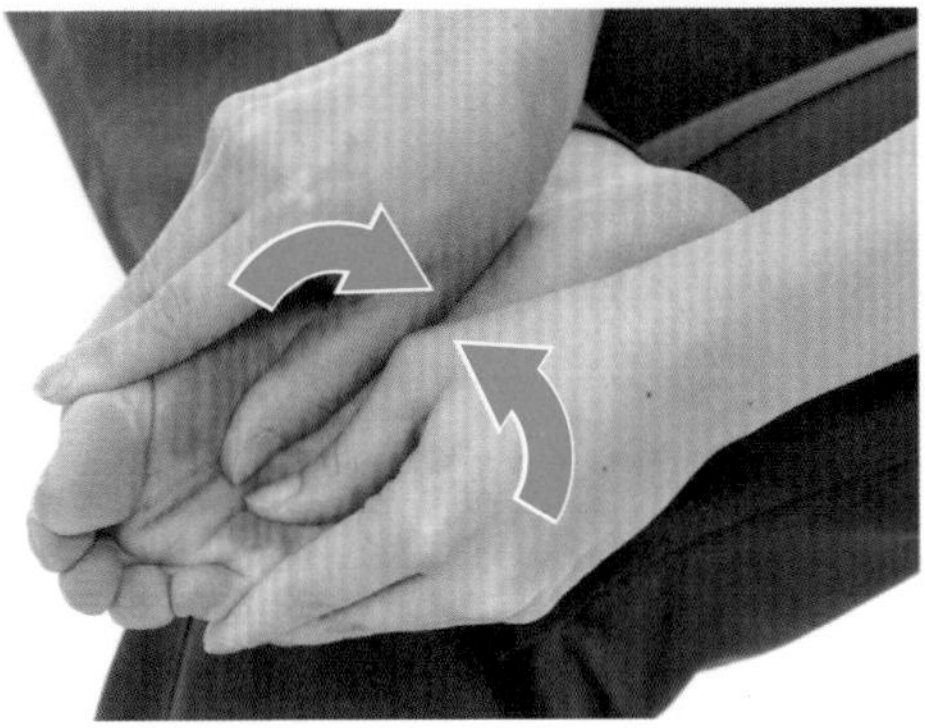

1

足を反対側の太ももにのせる。

足裏の中指のつけ根に両手の親指を当て、そこを支点に足の親指と小指を近づけるように足を縦に折りたたむ。

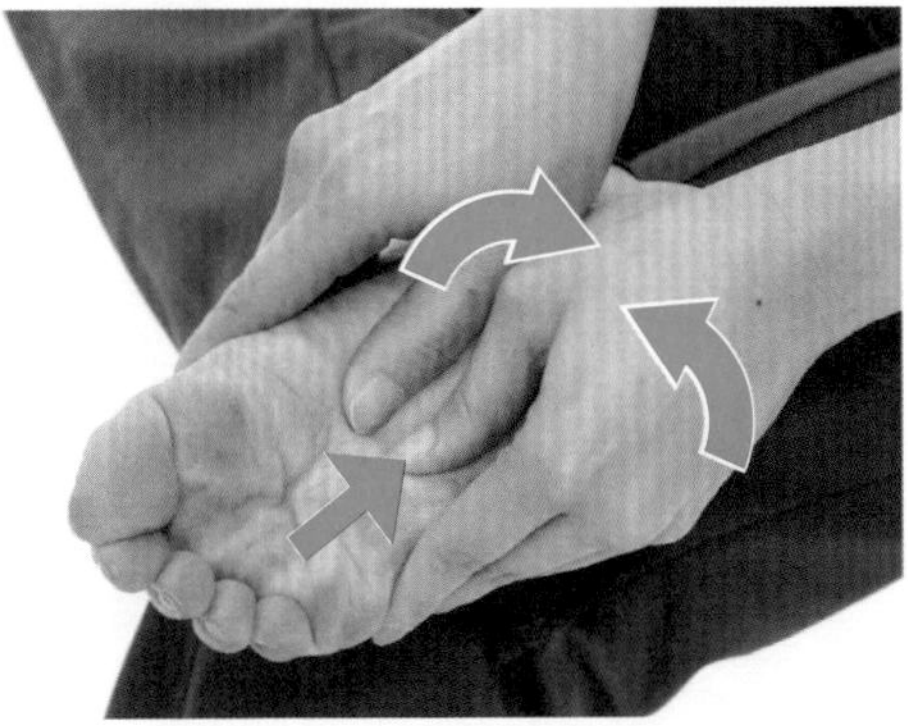

2

少しずつ手の位置を下にずらしながら、土踏まずの位置まで折りたたむ。

手を動かす回数は 30 回を目安に。

反対の足も同様に行う

所要時間 40秒

足パー！

親指と小指をひらくストレッチ

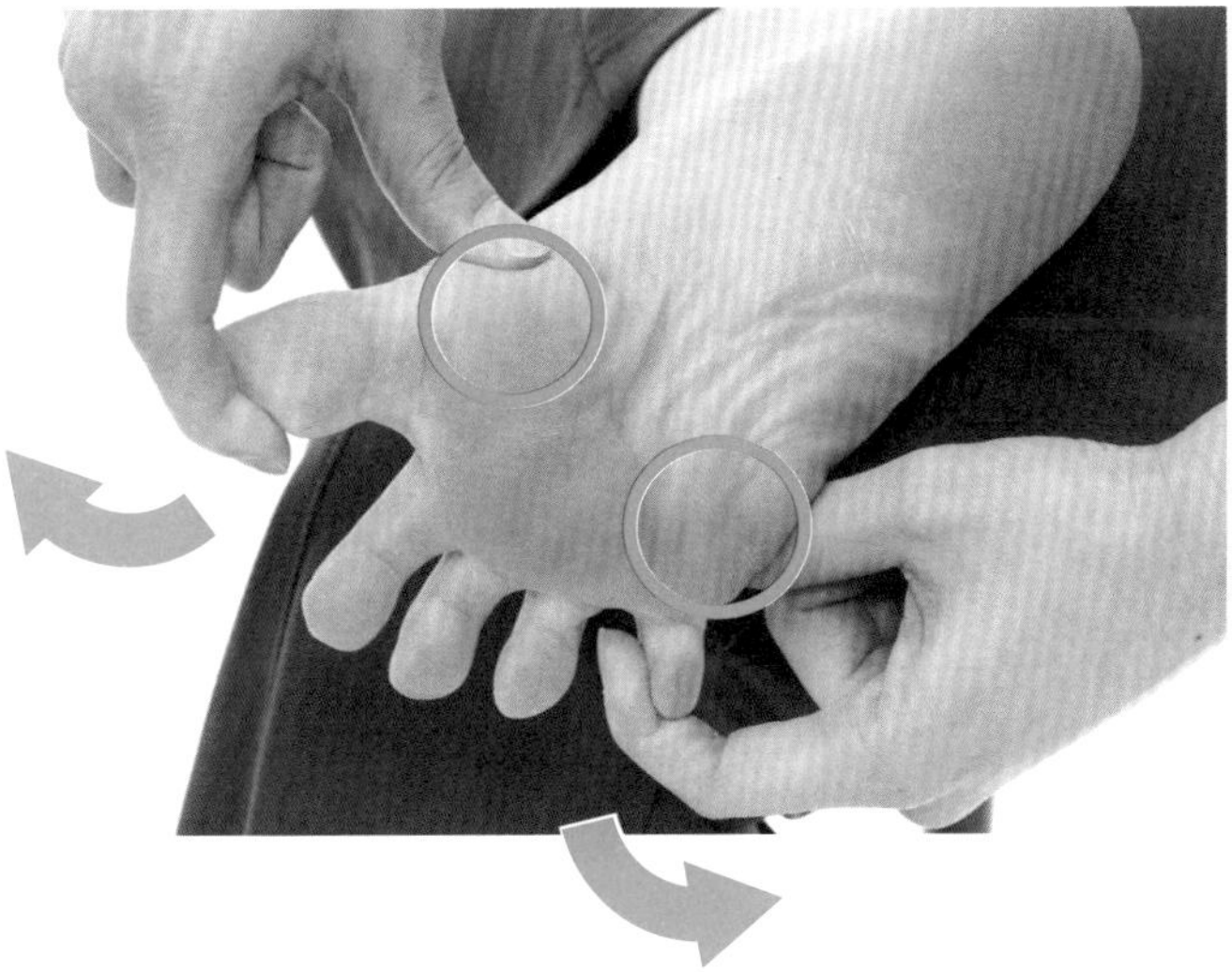

1. 足を反対側の太ももにのせる。

2. 両手の親指で、足の親指と小指のつけ根を固定する。

3. 両手の人差し指で、足の親指と小指を外側に開く。
10 秒間キープする。

4. 上記をもう一度繰り返す。

反対の足も同様に行う

肩甲骨の体操

肩甲骨のアライメントを整える

肩甲骨の可動域を広げて、**首や肩をこりにくく。パソコン作業の疲れやイライラの改善に**も。

頭痛・猫背・冷え・呼吸・自律神経症状・集中力の低下などの改善も期待できます。

所要時間 1分　肩甲骨よせ

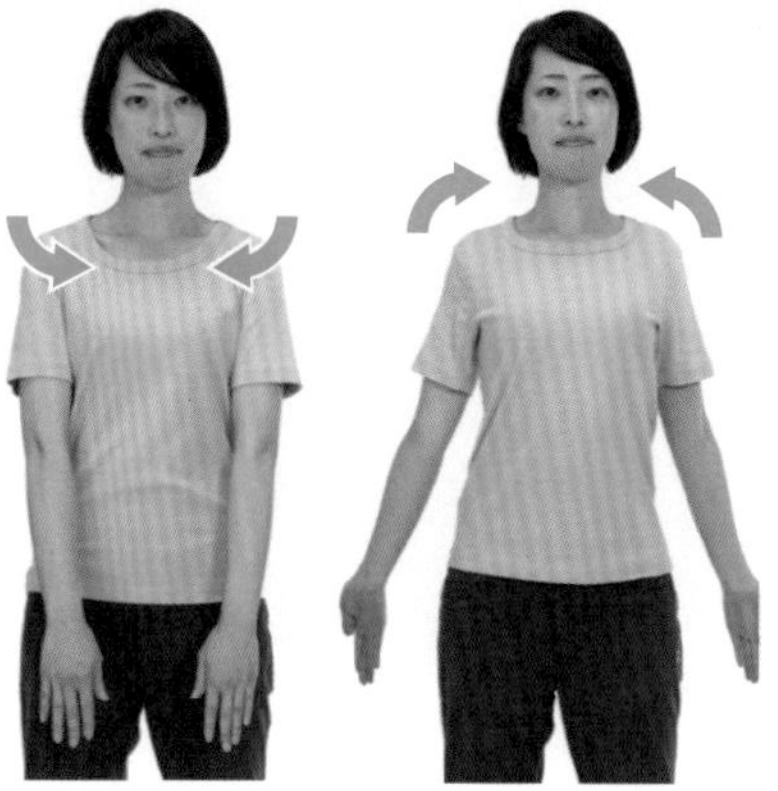

1

両肩を後ろに寄せ、肩甲骨を背骨に寄せてから前に戻す。

10回繰り返す。

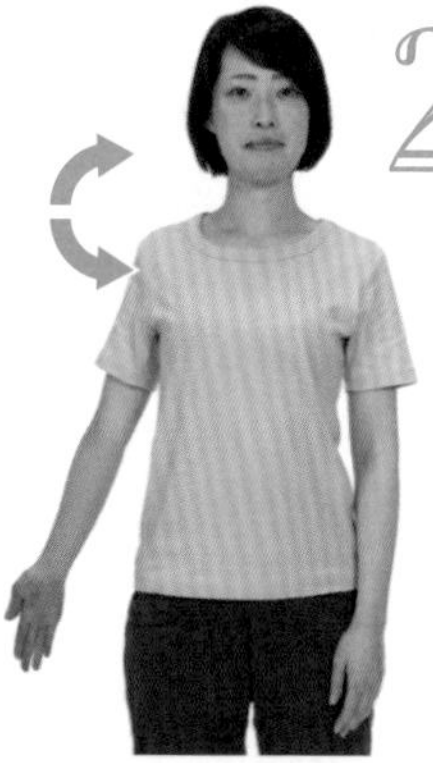

2

右肩だけを前後に10回動かす。

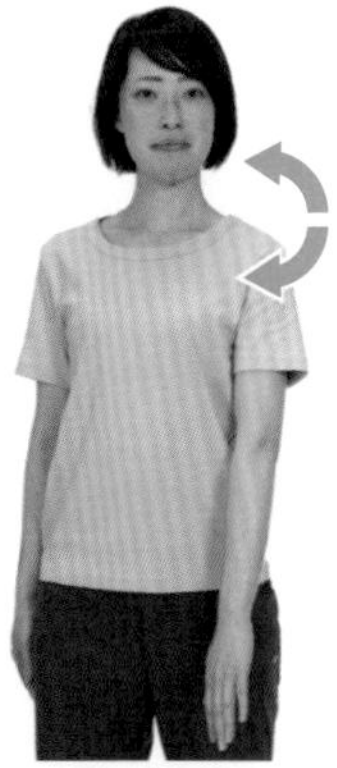

3

左肩だけを前後に10回動かす。

POINT　肩を後ろに動かすときは、鎖骨を意識しながら胸をしっかり開きましょう。

この体操の目的

- 胸鎖関節（胸骨と鎖骨の関節）を動かす
- 肩甲骨の筋肉（外転・内転）を動かす

所要時間 30秒 肩甲骨上下

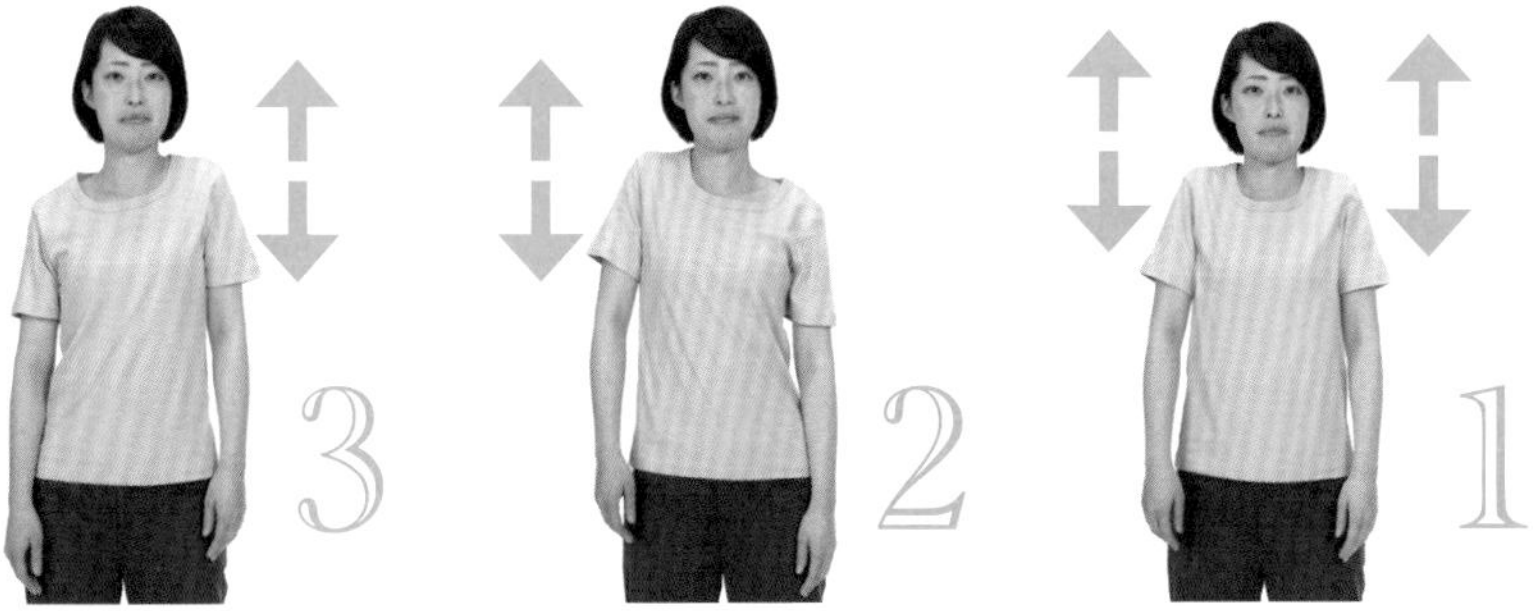

1. 胸をしっかりと開き、両肩を上下に動かす。10回繰り返す。
2. 右肩だけを上下に10回動かす。
3. 左肩だけを上下に10回動かす。

POINT 胸をしっかりと開いた状態で行います。

この体操の目的 肩甲骨の引き上げ（挙上)、引き下げ（下制）の動きの筋肉を動かす

所要時間 2分 肩甲骨まわし

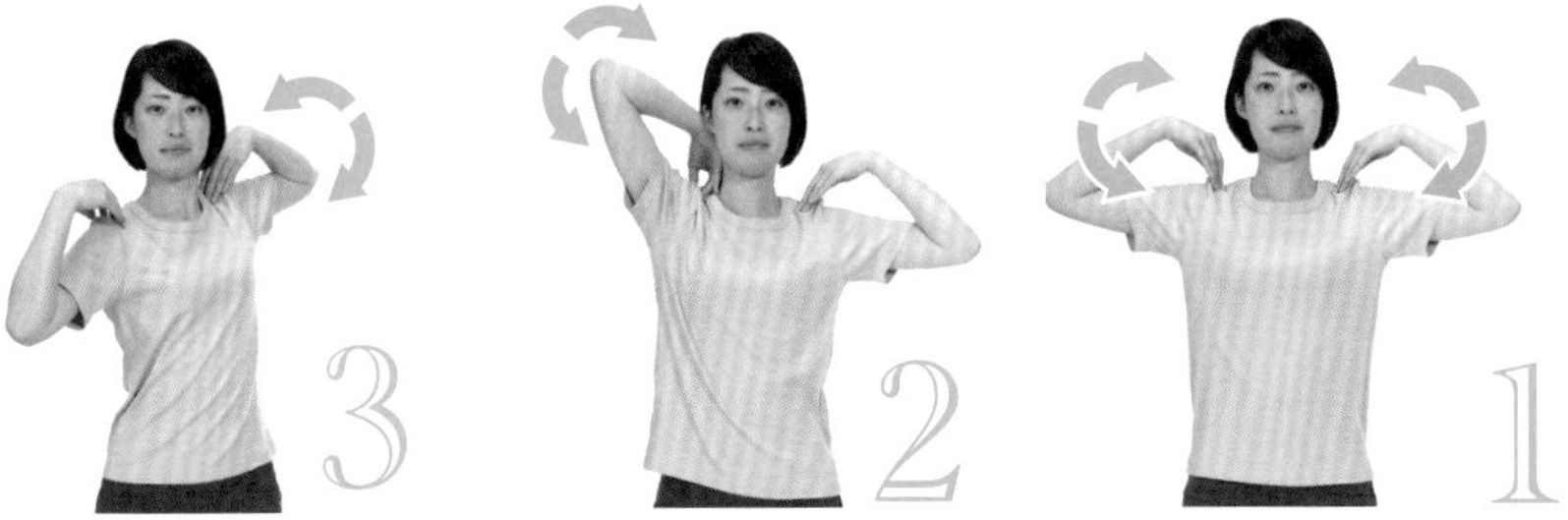

1. 両肩に両手を当てる。
   両肩を後ろから前へ10回まわす。両肩を前から後ろへ10回まわす。
2. 右肩を後ろから前へ10回まわす。右肩を前から後ろへ10回まわす。
3. 左肩を後ろから前へ10回まわす。左肩を前から後ろへ10回まわす。

POINT 肩甲骨の動きを感じながらゆっくりできるだけ大きく動かしましょう。

この体操の目的 肩甲骨の上方回旋、下方回旋の筋肉を動かす

背中の体操

背中のアライメントを整える

パソコン作業の疲れ・手の疲れ・肩こり・背中の疲れ・固まった円背姿勢を改善します。
また、深呼吸がしやすくなります。

所要時間 1分　背中伸ばし

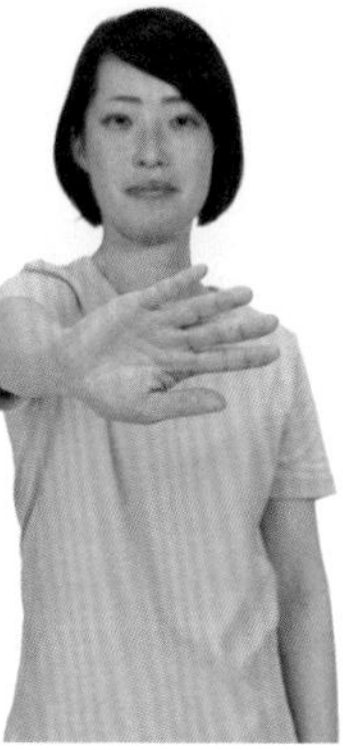

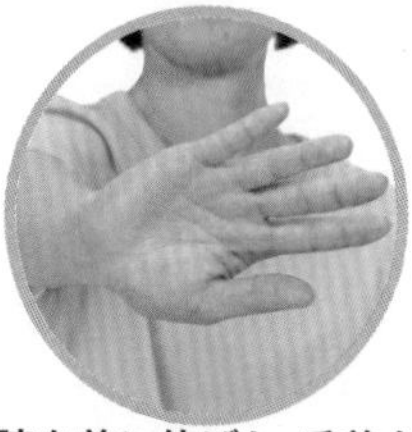

1

右腕を前に伸ばし、手首を内側に回転する。

POINT

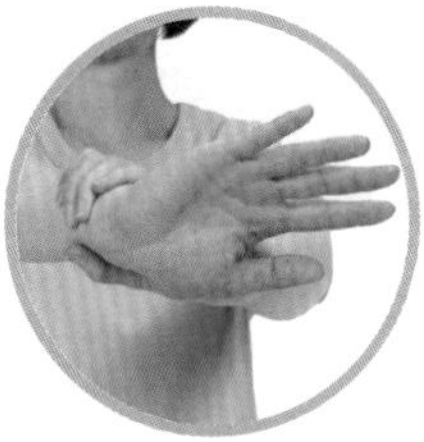

左手で右手をつかみ、左方向に引っ張る。
脇の後ろ～背中～腰を伸ばすように動かす。

POINT

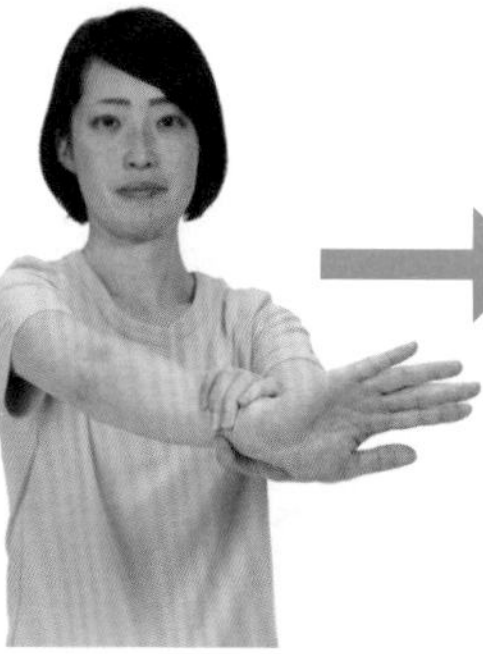

2

30 秒キープ。

反対の手も同様に行う

この体操の目的

腕の後ろ、広背筋、でん部（お尻）の動きの流れをつくる

指と腕の体操

指と腕のアライメントを整える

パソコン作業の疲れ・手の疲れやこり・肩こりを改善し、首肩の緊張を緩和します。

所要時間 1分　指伸ばし

1

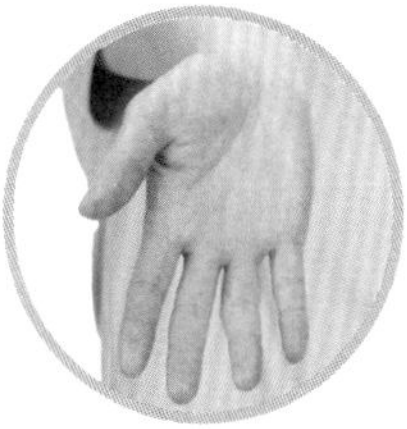

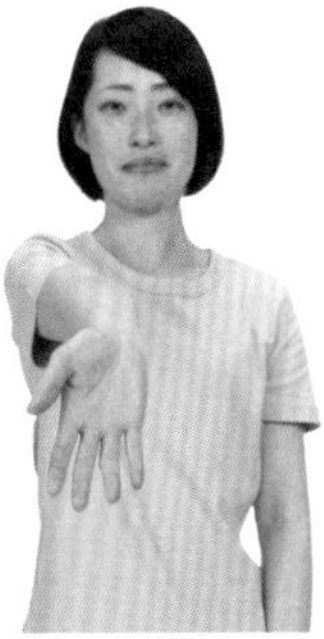

POINT

右腕を前へ。ひじをしっかりと伸ばし、手の平を上に向けて広げ、手首を沿って指は下方向へ。

2

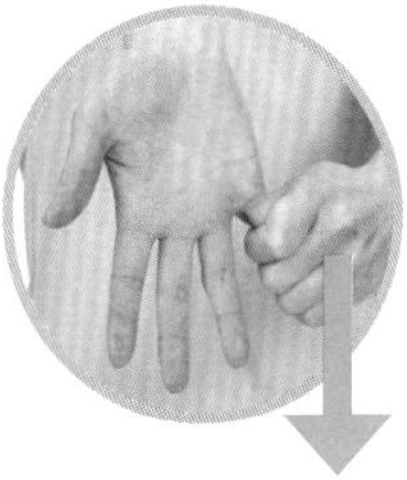

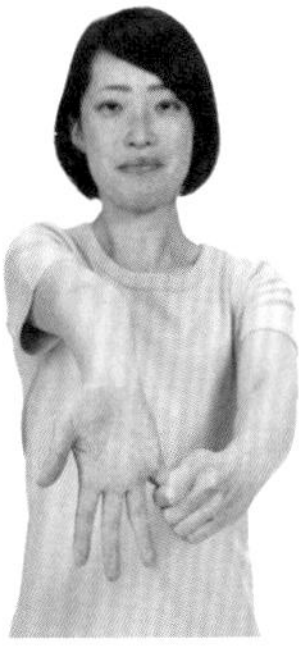

左手で右手の小指をつかみ、下に引っ張ってから手前方向へ引っ張る。

POINT

残り4本の指も1本ずつ順に行う。

反対の手も同様に行う

この体操の目的

指から肩甲骨まわりの筋肉を伸ばす

骨盤の体操

骨盤のアライメントを整え「筋の再教育」

腰痛・姿勢・ぽっこりお腹を改善します。また、深呼吸がしやすくなります。

所要時間 1分　骨盤前後

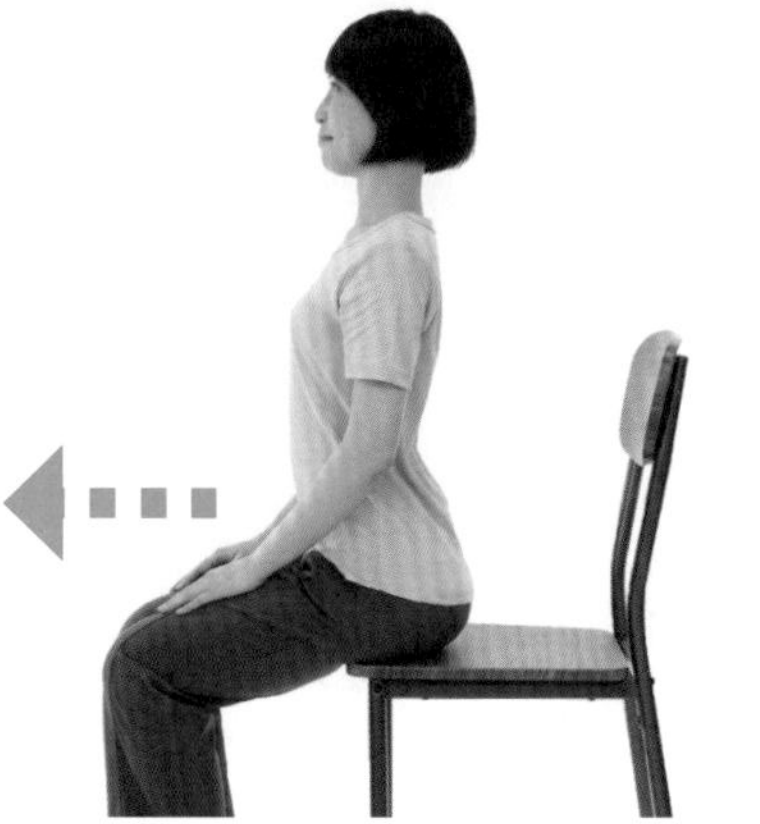

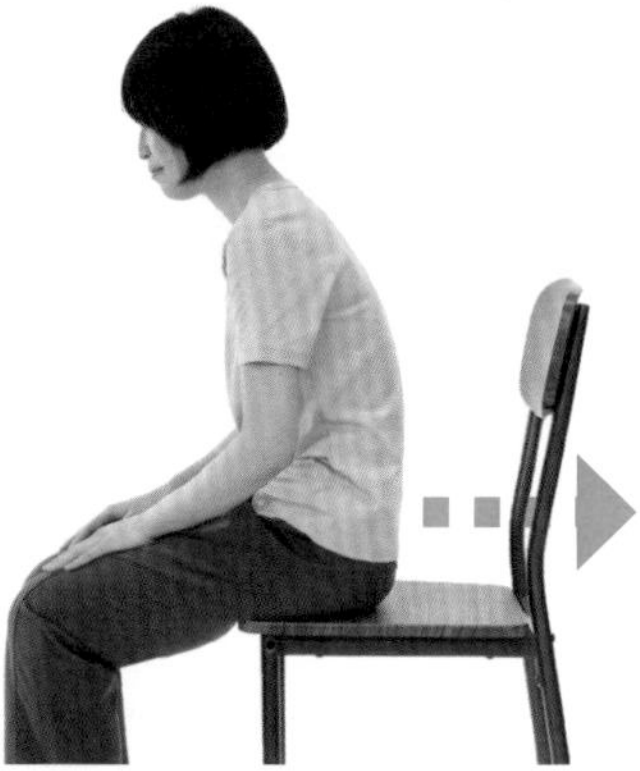

椅子に浅めに腰掛け、骨盤を前後にゆっくり動かす。
お尻の下の骨から一つずつゆっくり動かすように。

POINT

往復 10 回行う。

この体操の目的

・腰、骨盤まわりの柔軟性の向上
・腹筋、腰まわりの筋力の向上

背骨の体操

背骨のアライメントを整え「筋の再教育」

肩こり・腰痛の予防と改善、姿勢改善、背骨の動作改善、上半身下半身の連動を改善します。

所要時間 1分　キャットアーチ

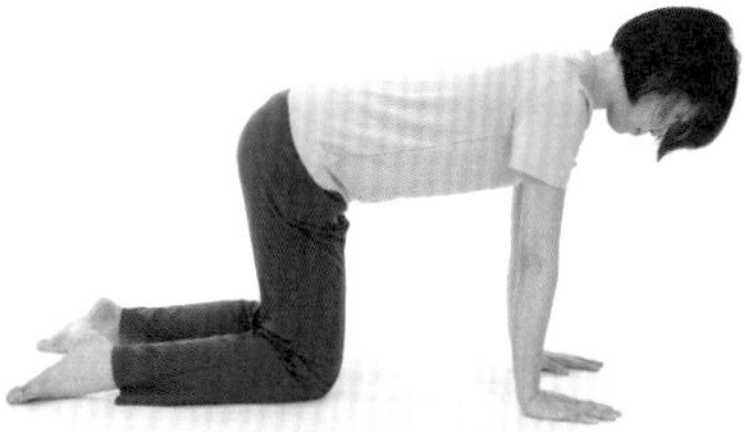

1

四つ這いになり、手の位置は肩の真下に。ひざの位置は股関節の真下に置く。 POINT

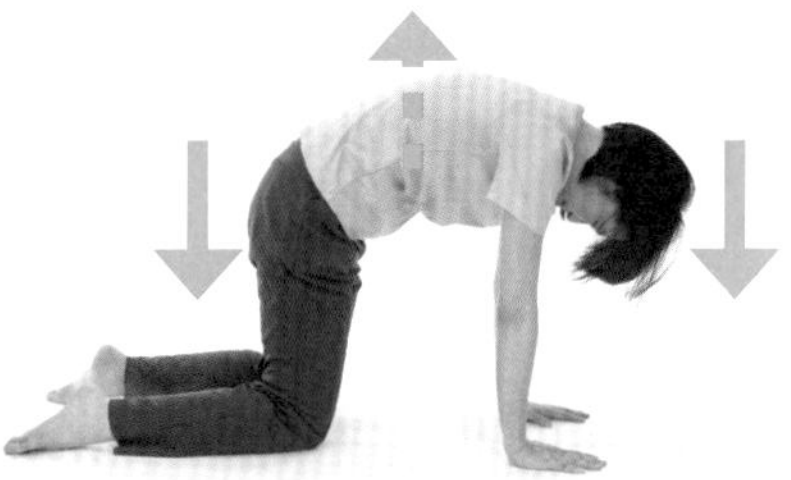

2

背骨の動きを一つずつ感じながらゆっくりと、背中を丸めながら頭とお尻を下げる。 POINT

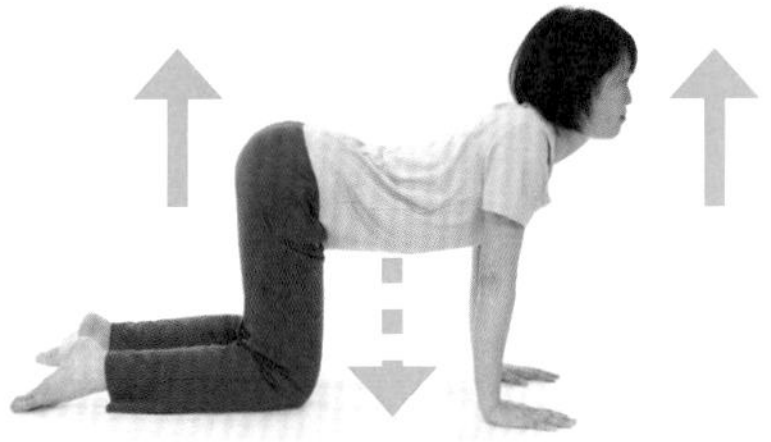

3

背骨の動きを一つずつ感じながらゆっくりと、背中を反らせながら頭とお尻を上げる。

②③を数回繰り返す

この体操の目的

・背骨の動きの柔軟性の向上
・背筋の強化

お尻の体操

お尻のアライメントを整える

腰痛・ひざ痛を改善し、ウエストのくびれをつくります。

お尻上げ

所要時間 20秒

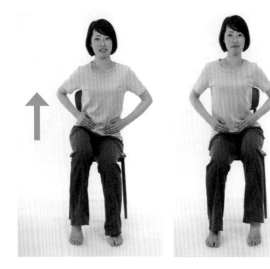

椅子に腰掛け、左右の腰を片方ずつリズミカルに上げる。

POINT 左右の腰を上げ下げする高さが同じになるように。頭と肩の動きに左右差が出ないように注意。

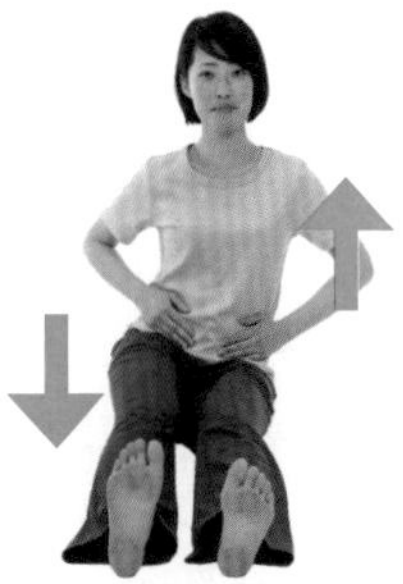

足を伸ばして床に座った状態でも OK。

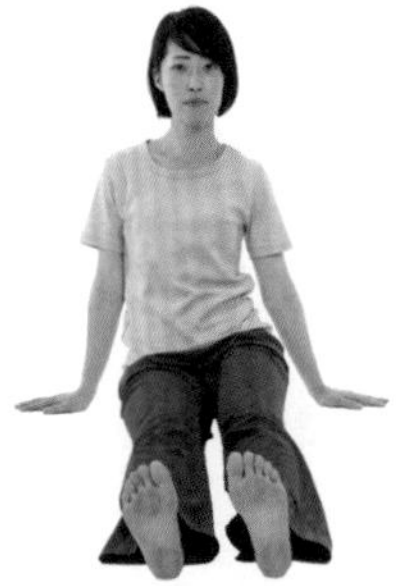

難しい人は、床に手をついても OK

この体操の目的

- 腰、骨盤まわりの柔軟性の向上
- 腹筋、腰まわりの筋力の向上

お尻の体操

お尻まわりの「筋の再教育」

腰痛・坐骨神経痛・ひざ痛を予防します。
姿勢改善、股関節の支持力向上、ヒップアップにも。

所要時間 20秒 ヒップリフト

1

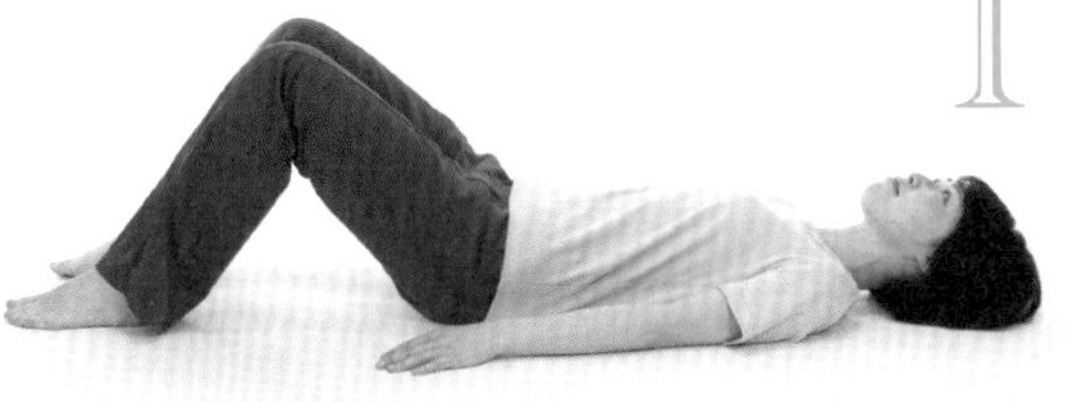

仰向けに寝て、両ひざを立てる。
足幅は腰幅と同じくらい、両ひざの間隔はこぶし２つ分に。
肩と手のひらは床につける。

POINT

2

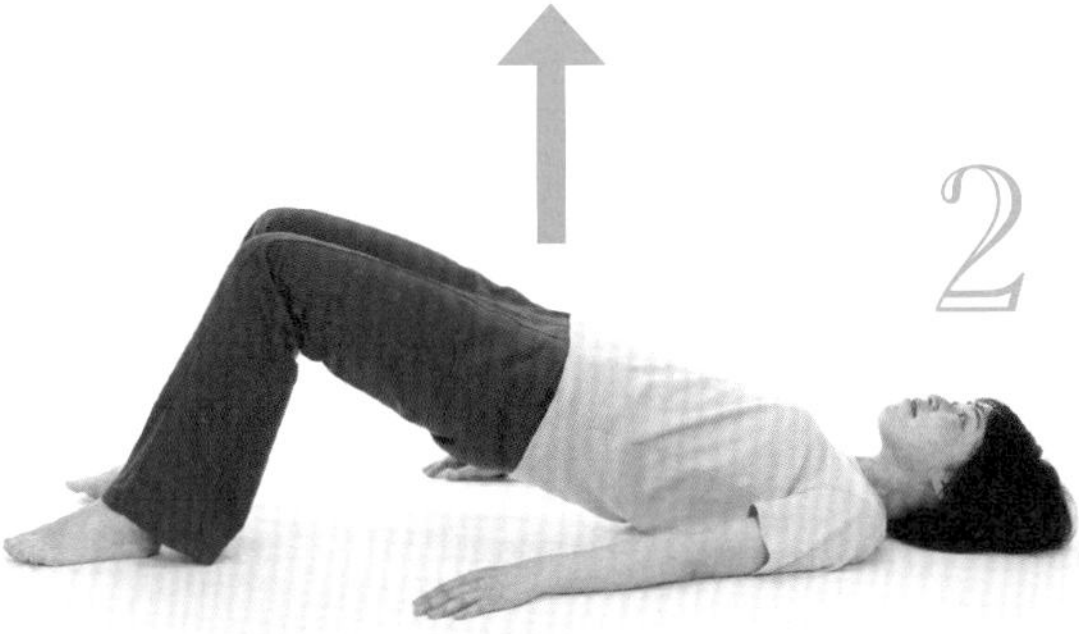

足裏で床を押し、お尻を締めながら真上に高く上げる。
数回繰り返す。

この体操の目的
お尻と腰の筋力の向上

ふくらはぎの体操

ふくらはぎの「筋の再教育」

腰痛・坐骨神経痛・ひざ痛を予防します。**歩行の安定化**にも。
冷え性、むくみも改善します。

所要時間 20秒

カーフレイズ

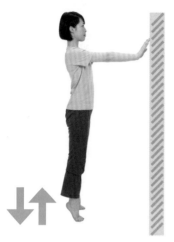

1

立ってひざを伸ばしたままで、かかとを上げ下げする。

数回繰り返す。

壁に手をついて支えてもOK！

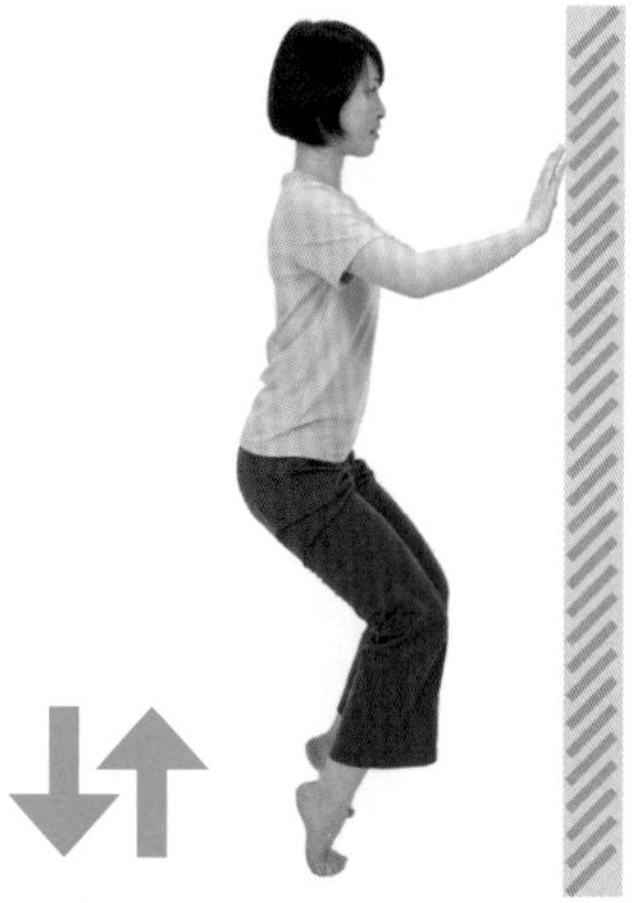

2

立ってひざを軽く曲げた状態で、かかとを上げ下げする。

数回繰り返す。

この体操の目的

ふくらはぎの筋肉を強化
①は腓腹筋（ひざ関節と足関節の動きに関わる筋肉）の強化
②はヒラメ筋（足関節の動きに関わり立ち姿勢を維持する筋肉）の強化

足関節の体操

足関節まわりの「筋の再教育」

腰痛・坐骨神経痛・ひざ痛を予防します。歩行の安定化にも。

冷え性、むくみも改善します。足関節、ひざ関節、股関節を連動させます。

所要時間 20秒

コンビネーションカーフレイズ

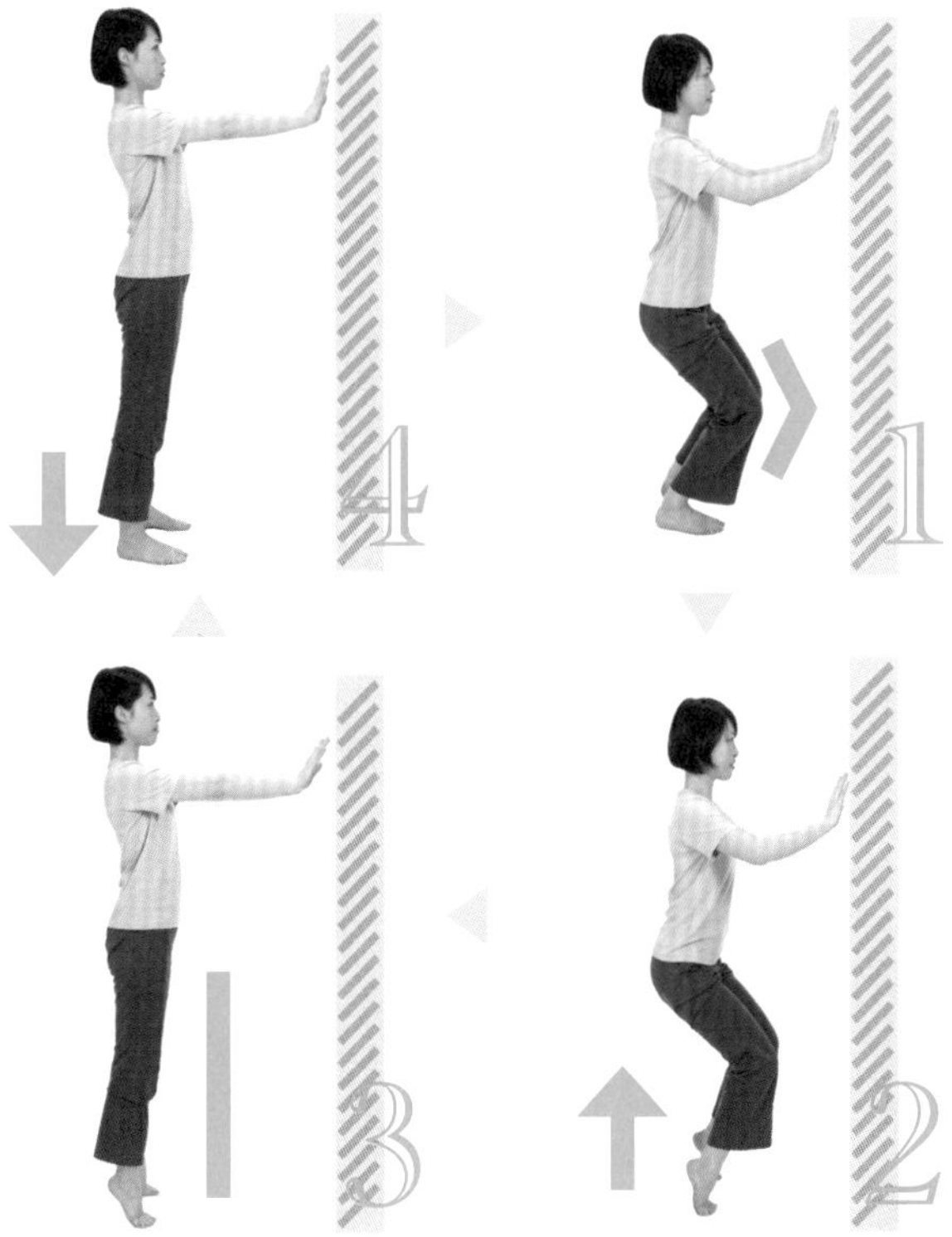

立った状態で
1. 両ひざを曲げる
2. かかとを上げる
3. 両ひざを伸ばす
4. かかとを下ろす

1～4を数回繰り返す

POINT

足の親指・人差し指・中指が浮かないように。
ひざが内側へ入らないように。
かかとが外へ動かないように。

壁に手をついて支えても OK！

この体操の目的

・いろいろな角度で足に荷重をかけ、足関節まわりの筋力を向上
・足首とひざの動きの流れをつくる

太ももとお尻の体操

腰痛・坐骨神経痛・ひざ痛を予防します。姿勢改善も。

下半身の「筋の再教育」

所要時間 1分 スクワット

太もも（大腿部の筋力）を強化

足の幅は腰幅に。 POINT
腰が丸くならないように。

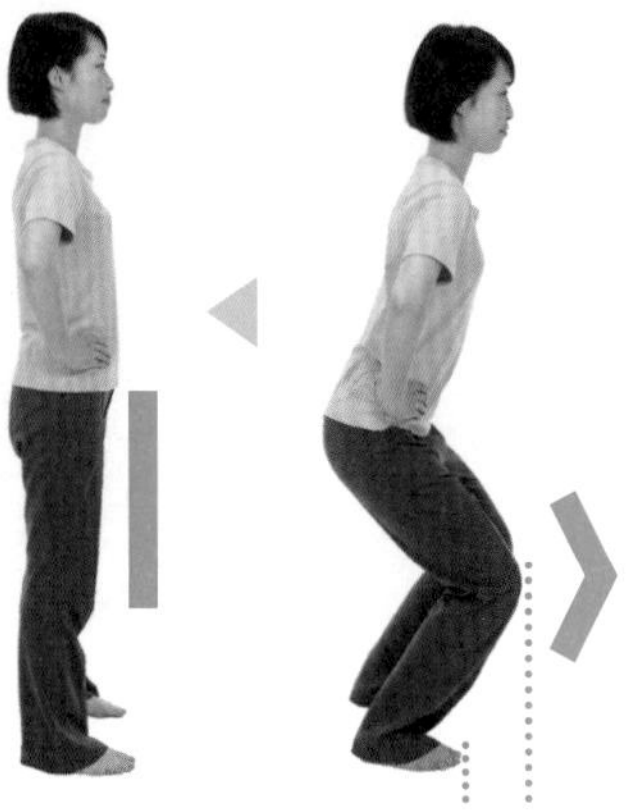

1. ひざを曲げる
（ひざをつま先より前に出す）

2. 立ち上がるように股関節とひざを伸ばす

ゆっくり5～10回を1セット。慣れてきたら休憩しながら3セット行う。

お尻（でん部、腿裏の筋力）を強化

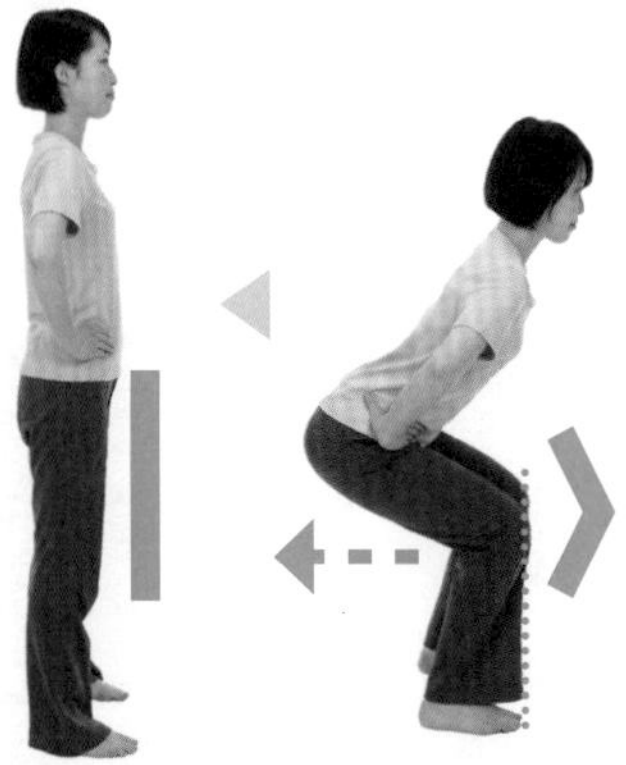

1. ひざを曲げる
（ひざがつま先から前へ出ないよう、後ろへ傾けるように）

2. 立ち上がるように股関節とひざを伸ばす

ゆっくり5～10回を1セット。慣れてきたら休憩しながら3セット行う。

この体操の目的

・足腰の強化
・足首、ひざ、股関節の動きの流れをつくる

アキレス腱の体操

足のアライメントを整える

腰痛・ふくらはぎの疲労・ひざ痛を予防します。

所要時間 40秒

アキレス腱ストレッチ

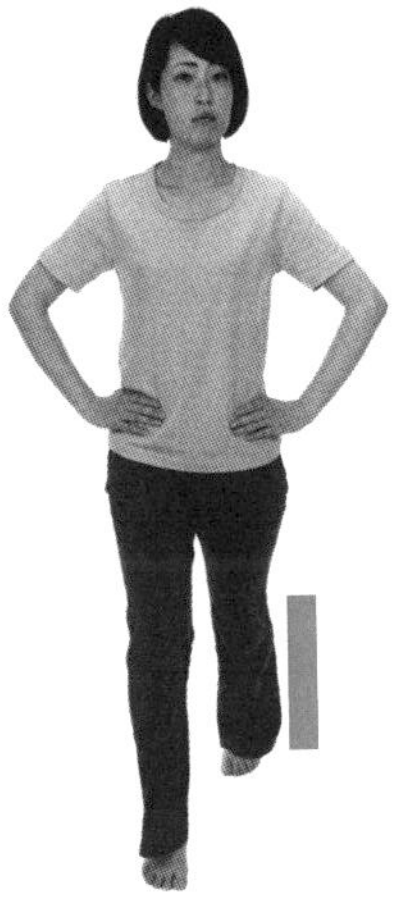

1

足を前後に真っ直ぐ開く。かかとを床につけるようにして左ふくらはぎを伸ばす。

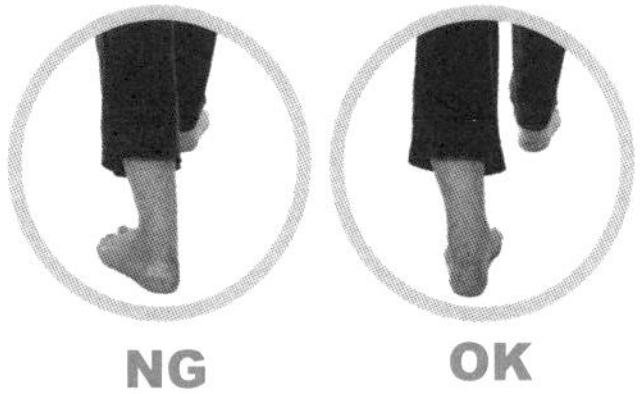

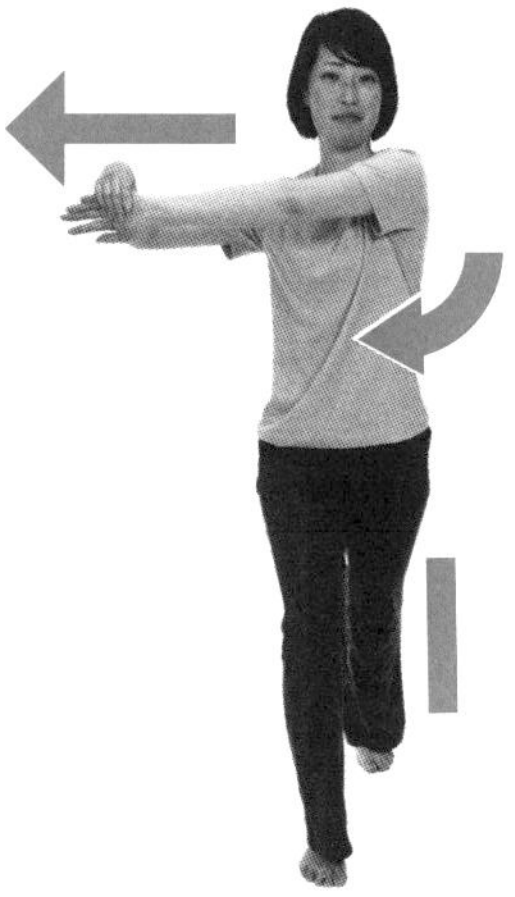

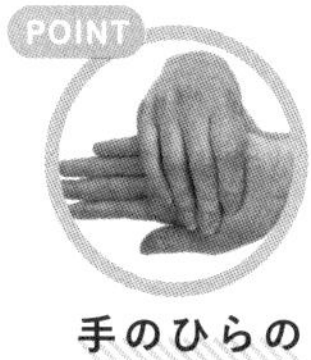

2

手のひらの向きは前へ。

左腕を前に伸ばし、右腕で引っ張り、からだを回旋させる。反動をつけないように。

反対の手足も同様に行う

この体操の目的

- ふくらはぎ、臀筋、背中のストレッチを行う
- 上肢から下肢の動きの流れをつくる

症状別

セルフ体操一覧

全ての基本

・足指ゆらゆら　・足グー！　・足たたみ　・足パー！

肩こり改善

・肩甲骨よせ
・肩甲骨上下
・肩甲骨まわし
・キャットアーチ
・指伸ばし

背骨の動作改善

・キャットアーチ
・背中伸ばし
・骨盤前後

ヒップアップ

・ヒップリフト
・骨盤前後
・スクワット
・カーフレイズ
・コンビネーション
カーフレイズ

坐骨神経痛

・ヒップリフト
・カーフレイズ
・コンビネーション
カーフレイズ
・スクワット
・骨盤前後

冷え性やむくみの改善

・カーフレイズ
・コンビネーション
カーフレイズ
・骨盤前後

深呼吸しやすくなる

・背中伸ばし
・骨盤前後
・肩甲骨よせ
・キャットアーチ

集中力低下の改善

・肩甲骨よせ
・骨盤前後
・肩甲骨まわし

ぽっこりお腹

・骨盤前後

ひざ痛の改善や予防

・お尻上げ
・ヒップリフト
・カーフレイズ
・コンビネーション
カーフレイズ
・スクワット
・アキレス腱ストレッチ
・骨盤前後

姿勢改善

・肩甲骨よせ
・キャットアーチ
・骨盤前後
・ヒップリフト
・スクワット
・カーフレイズ
・コンビネーション
カーフレイズ

手の疲れやこりを改善

・指伸ばし
・背中伸ばし

頭痛の改善

・肩甲骨よせ / 上下 / まわし
・背中伸ばし

ウエストのくびれをつくる

・お尻上げ
・骨盤前後
・ヒップリフト
・背中伸ばし

歩行の安定化に役立つ

・カーフレイズ
・コンビネーション
カーフレイズ

腰痛の改善や予防

・骨盤前後
・キャットアーチ
・お尻上げ
・ヒップリフト
・カーフレイズ
・コンビネーション
カーフレイズ
・スクワット
・アキレス腱ストレッチ

第7章
全身の流れを良くする
呼吸とアライメント

長く健康を保つには「正しい呼吸」が必須

普段私たちが無意識にしている呼吸。呼吸はみなさんご存じのとおり、生命維持には欠かせません。呼吸ができなくなると、人間は死んでしまいますよね。生きている人は全員、呼吸できているのですが、**「正しい呼吸」**をできている人はどれほどいるでしょうか？

健康を長く保つためには「正しい呼吸」が重要です。**「正しい呼吸」には深い呼吸が大切で、深い呼吸をするには正しいアライメントが必要**です。**つまり「正しい呼吸」には「正しいアライメント」が必須。**

ここでは、「正しい呼吸」の重要さとアライメントとの関連についてお話しします。

呼吸とは

呼吸とは、体内に酸素を取り込み、体外に二酸化炭素を排出すること。

人間は、酸素が十分に供給されなければ、各細胞が正常に機能できません。呼吸によって十分な酸素を取り込むことで、体内の細胞は活性化されます。また呼吸によって十分な二酸化炭素を排出することで、体内の酸性度は正常に維持されます。

呼吸の働き

・免疫系や消化器系、循環器系など、全身のあらゆる機能に影響を与える
・心拍数や血圧など生命を維持するために必要な自律神経機能に影響する
・運動を制御する神経系の機能に影響を与え、運動能力に関与する
・理解、判断、論理など認知機能に関与する
・血液中の酸素濃度が低下することで肩こり、頭痛、腰痛、めまいなどを起こすため、健康維持に重要

私たちが普段無意識にしている呼吸は、知らず知らずのうちに健康状態に大きな影響を与えているのです。そのため呼吸が乱れるような状態が続くと、体調不良や疾患のリスクが高まります。

言い換えると、「正しい呼吸」ができるようになるだけで、ストレス耐性が高まったり免疫力が向上したりするなどし、肉体も精神も良い状態を維持しやすくなります。

呼吸をコントロールすれば、自律神経をコントロールできる

呼吸は、私たちが自律神経に自ら働きかけることができる唯一の手段でもあります。

自律神経は、私たちの意思とは関係なく「自律的」に働くことで、体温、血圧、心拍、消化、代謝、排尿・排便など、生きていくうえで欠かせない生命活動を維持してくれています。その働きは24時間365日休むことなく続けられ、自分の意思では容易にコントロールできません。

しかし**呼吸をコントロールすることによって、私たちは自分の自律神経に働きかけることができます。**

自律神経の不調による症状は代表的なもので、**朝起きられない・夜寝られないなどの睡眠障害、疲れやすい、だるさが抜けない、イライラ、不安感、動機、息切れ、下痢や便秘など**があり、現代人の多くが悩まされています。

普段の呼吸が「正しい呼吸」に変わるだけで、長年悩まされていたこれらの症状がいつのまにか良くなっていくとしたら…？

こんなに楽に改善できて、嬉しいことはないと感じていただけるのではないでしょうか。

だから私は今すぐ、「正しい呼吸」を多くの人に身につけていただきたいのです。そのためには「正しいアライメント」が大前提であり、重要になってきます。

呼吸とアライメントの関係

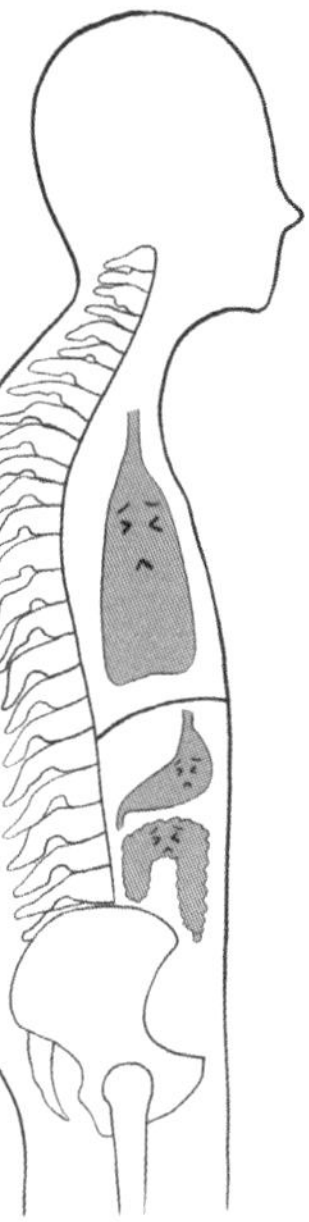

×

崩れたアライメント（猫背など）

▼

悪い呼吸

アライメントの状態が悪いと、**肺などが不自然な位置にあり圧迫される**ため、呼吸がスムーズでない。結果、自律神経などの不調に

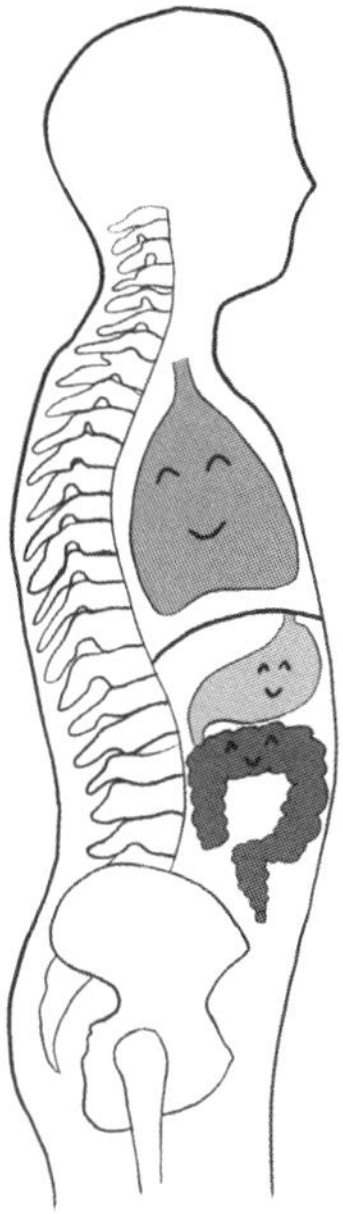

◎

正しいアライメント

▼

良い呼吸

正しいアライメントの状態では**肺などが正しい位置にある**ため、呼吸がスムーズに。結果、自律神経などの状態も良くなる

アライメント（姿勢）を正せば「正しい呼吸」ができるように

姿勢（アライメント）と呼吸は、密接に関連しています。

呼吸には、**胸郭**の動きが必要です。**姿勢が悪いと、胸郭を構成している骨や関節の可動性が落ちてしまい、肺を十分に動かすことができません。**

胸郭の動きが悪かったり筋肉の収縮力が弱かったりすれば、必要な酸素量を体内に取り込めず、各細胞に栄養が行き届かないことに。すると、十分な機能が発揮できなかったり回復力が落ちたりしてしまいます。

正しい姿勢は、「正しい呼吸」をサポートするために重要なのです。

またからだは呼吸時に、次のような動きをしています。

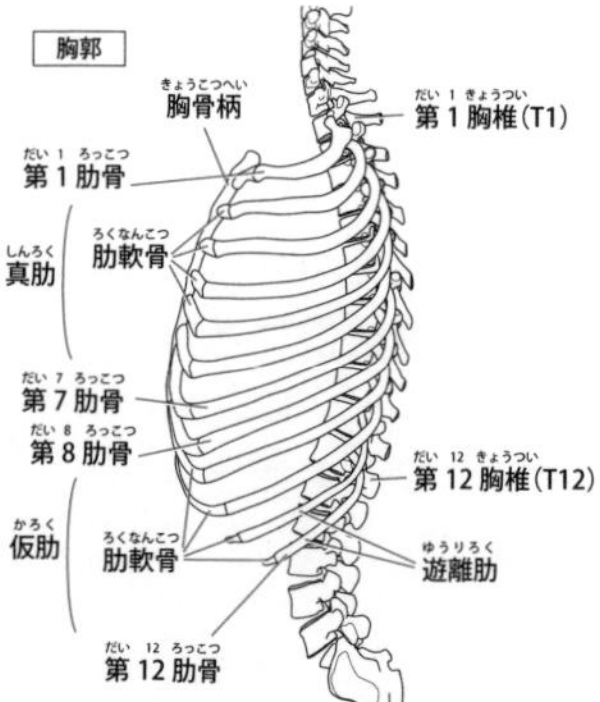

胸郭
12個の胸椎、12対の肋骨、1個の胸骨から構成されるかご状の骨格。息を吐くときには胸郭（肺）が収縮して二酸化炭素を吐き出し、息を吸うときには胸郭（肺）が広がって酸素を吸い込む。

肺の働き

酸素と二酸化炭素の交換は肺で行われる。しかし肺には自ら収縮する能力がないため、周囲の骨や関節・筋肉の動きによって収縮する。

息を吐くとき

安静呼吸では、筋肉はほとんど働かず受動的。横隔膜は緩んで上昇する。

強制呼吸では、内肋間筋、内・外腹斜筋、腹直筋が働く。

息を吸うとき

安静呼吸では、横隔膜だけが収縮し下降する。

強制呼吸では、横隔膜に加えて外肋間筋、胸鎖乳突筋、斜角筋が働いて肺尖部を引き上げる。

正しいアライメント（姿勢）をとることで胸郭と腹部の適切な位置が確保でき、呼吸筋（=主に横隔膜・助間筋・腹筋）を正しく使用できるようになります。**胸郭が開いて呼吸がスムーズにできるようになる**という仕組みです。

安静呼吸

通常時に自然に行われる呼吸。呼気と吸気がほぼ同じ時間で行われ、呼吸の深さと速度は、代謝率や活動レベルに応じて自動的に調整される。自律神経系によって制御されるため無意識的に行われる。

強制呼吸

通常時よりも深く速く力強く行われる呼吸。十分に換気できない場合や、体に異常がある場合に行われる。深呼吸も強制呼吸。意識的に制御されることが多く、深さや速度は、自分自身でコントロールできる。

一方、**悪いアライメント（姿勢）は呼吸に悪影響を与えます。**

例えば前かがみの姿勢は、胸郭の圧迫を引き起こします。長時間の座り仕事などで同じ姿勢を続けてしまうことも、胸郭の筋肉の緊張を引き起こします。どちらも、呼吸を制限することがあるのです。

あなたは「気付いたら息を止めていた」なんてことはないでしょうか？　また、次のような症状はありませんか？　当てはまる人は、アライメントの悪さから「正しい呼吸」ができていない可能性があります。今すぐアライメントを整えましょう。

呼吸に悪影響を与えるアライメントの例（悪い姿勢）

・外反母趾
・足首ねんざの後遺症
・O脚、X脚
・内股、ガニ股
・反り腰
・猫背
・巻き肩
・ストレートネック

「息を吐く」ことの重要性
深い呼吸を意識しよう

ここで一度、深呼吸をしてみてください。

最初に、息を吸いましたか？
最初に、息を吐きましたか？

深呼吸するときは、どちらに意識の重点を置いていますか？

ほとんどの方が深呼吸をするときは、最初に「吸う」動作を行い、「吸う」動作を強く意識しているのではないでしょうか。これは小さい頃に覚えたラジオ体操で「吸って…吐いて…」と聞いていた影響ではないかと思われます。

私が思う正解は、「**深呼吸をするときは「吐く」動作から始め、「吐く」動作を強く意識する**」です。なぜなら、肺の容量というのは人それぞれ決まっていて、吐き出した容量分しか入ってこないから。多くの酸素を取り込むには、多くの量の息をまず吐き出していきましょう。

普段の生活の中でも、意識的に「息を深く吐く」ことをやってみましょう。
すると自然にたくさんの酸素を吸うことができます。何回か繰り返してみると、何となくからだがポカポカ温かく感じたり、頭がスッキリしたり、気持ちが落ちついたりしてきませんか?

深い呼吸によるメリット

・酸素摂取量が増加し、身体機能が向上
・呼吸筋や肋骨の運動量が増加し、肺活量が向上
・新陳代謝アップ
・デトックス効果
・自律神経機能が向上
・免疫力が向上することで感染症にかかりにくくなる
・ストレスの緩和
・集中力の向上
・睡眠の質の向上
・肩こりや頭痛の軽減
・不安やうつ症状の軽減
・冷え性やむくみの軽減
・便秘改善

・疲労やケガの回復が早くなる
・ダイエット効果
・生活習慣病予防（肺疾患・心疾患・脳血管障害・肥満など）

浅い呼吸が健康に及ぼす影響

・息苦しさや呼吸困難を引き起こす
・酸素量の不足により身体機能が低下
・自律神経機能の低下
・呼吸筋や肋骨の運動量が低下し、肺活量が減少
・炭酸ガスの排出不十分により二酸化炭素濃度が高まり酸性状態になり、免疫力が低下
・免疫力が低下し感染症にかかりやすくなる
・ストレス反応が悪化し、精神的に不安定になりやすい
・睡眠の質の低下
・回復力の低下
・すぐに疲れる
・肺疾患や心疾患のリスクが高まる

＼ やってみよう ／

腹式呼吸 と 胸式呼吸

腹式呼吸と胸式呼吸は、使用する場面や状態によって使い分けることができます。呼吸を自在に操って全身の流れを良くし、「100 歳までイキイキ元気！」を目指していきましょう。

腹式呼吸

横隔膜を主に使用します

腹式呼吸は**副交感神経**を優位にします。
リラックスしたいときや回復力を上げたいときにやってみましょう。

■おすすめの使用シーン・状態
便通を改善したいとき、代謝アップしたいとき、良質な睡眠を求めているとき

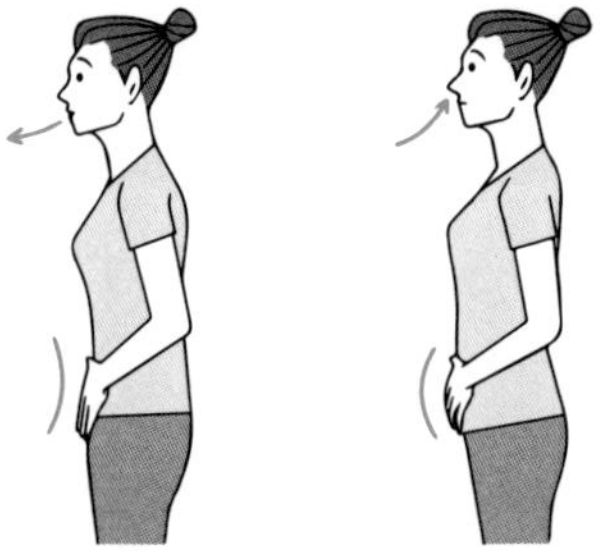

腹部を意識して「深く吐く→吸う」を繰り返します

胸式呼吸

肋間筋（肋骨と肋骨の間の筋肉）を主に使い、肋骨の上げ下げをします

胸式呼吸は**交感神経**を優位にします。
心拍数を上昇させて活動性を高めたいときにやってみましょう。

■おすすめの使用シーン・状態
気合いを入れて仕事に取り組むとき、発汗作用で汗をたくさん流したいとき

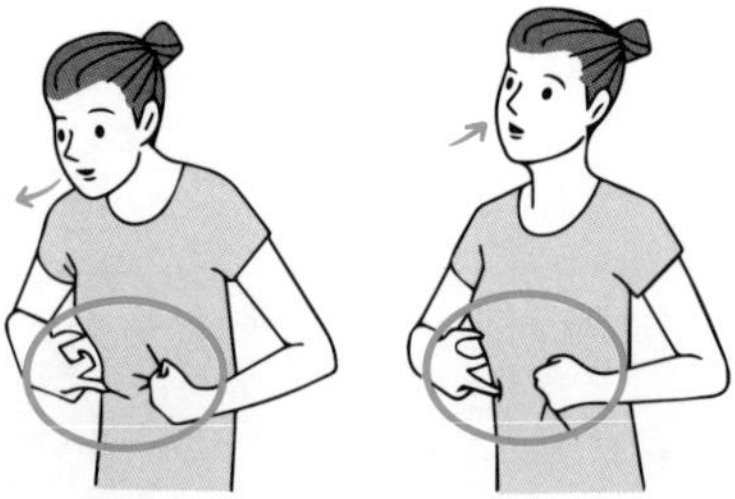

胸部を意識して「深く吐く→吸う」を繰り返します

第8章

正しいアライメントのために気を付けたいこと・大切なこと

無意識にしているかも？アライメントが崩れるNG習慣

あなたの今のからだは、日常で行う無意識の習慣によってつくられています。健康や美容のために懸命に整体やジムに通っていても普段の姿勢や行動で台無し…では悲しいですよね。

ここでは、アライメントを保つために避けた方が良いNG習慣を知っていきましょう。心当たりのある方は、今すぐ変えられるように意識してみてくださいね。

NG① 柔らかいソファや座椅子に腰掛けて生活する

柔らかいソファや座椅子に腰掛けるとお尻が深く沈んでしまい、姿勢が丸まりがちです。悪い姿勢のまま保とうとするため、**骨格や筋肉には良くありません**。柔らかいソファの利用は長時間にならないようにしましょう。

NG② イスに座るときに脚を組む・脚をしっかり閉じる

座るときは足を組まず、真っ直ぐにしましょう。

また女性は、スカートをはいているときは脚をしっかり閉じて座りますが、この座り方は実は**股関節が縮こまってしまいます。**ズボンをはいているときだけでも、軽く股を開くように座るよう意識しましょう。

NG③　お姉さん座り

足を横に崩して地面に座るいわゆる「お姉さん座り」は、**骨盤や背骨・股関節をゆがませます。**両足を左右にペタンと開いて座るのも、骨盤と股関節にとって最悪です。

NG④　枕の高さや寝具が合っていない

枕は、頭ではなく**首にフィットするもの**がベスト。首にすき間ができてしまう枕は良くありません。自分に合った枕に見直しをしましょう。

ベッドが狭すぎたり柔らかすぎたりするのもＮＧ。楽な姿勢で寝られる寝具を探し求めてください。

また、隣にパートナーや子どもが寝ていると、からだをねじって眠っている場合があります。もし就寝中や起床時に腰の痛みを感じる方は、この問題が関係しているかもしれません。パートナーや子どもが寝た後に、そっと距離を空けるなどの工夫を。

NG⑤　ハイヒールばかり履いている、すり減った靴を履き続けている

NG⑥　歩くときに、つま先が正面を向いていない

つま先が外側や内側を向く歩き方は、正しくありません。つま先が真っ直ぐ正面を向くように歩きましょう。

NG⑦　頬杖をつく・ひじをつく

頬杖をつくと**あご関節がズレてしまいます**ので、今すぐ止めましょう。ひじをついてテレビを見るのもＮＧです。

NG⑧　椅子と机の高さが合っていない

パソコンを使うときは、椅子の高さに気を付けましょう。机の上に自然に手をのせたときに肩がすくまない高さがベストです。モニターは見上げるのではなく少し見下ろせる位置に。足は真っ直ぐに、軽く開いて作業をしましょう。

NG⑨　食べるとき、左右どちらか一方で噛む

左右の一方でしか噛まない場合、あご関節がズレてしまいます。すでにアライメントが崩れている場合は、どちらか一方で噛む症状が出ます。

NG⑩　バッグや荷物を持つとき、左右どちらか一方の腕ばかり使う

乳幼児（0〜3歳）に大切なこと
─肌の触れ合いが発達を促進

人間のからだは、0〜3歳の期間に急速に発達します。

「三つ子の魂、百まで」ということわざがあるように、3歳頃までにあらわれた性質や形成された性格は、いくつになっても変わらず大人になっても根強く残ると言われています。乳幼児期に保護者から触れてもらった経験やコミュニケーションの質は、その後の発達や人生に大きく影響します。

これはからだの発達にも言えることで、**アライメントを整える土台も3歳までにしておくと良いことがあります。**

0〜1歳 「なでる」「さする」「抱っこ」で刺激を与える

大人でも、病院のベッドで一週間ひとりで寝たきりでいると、頭もからだもボーっとしますよね。乳幼児も同じです。

いつも寝かされている子どもの脳は刺激不足となり、発達が促進されません。肌に触れてあげることなく寝かせたままにしておくと脳への刺激が不足し、発達に良くありません。

皮膚を刺激することは、脳を直接刺激すること。「なでる」「さする」などの心地良いタッチで乳幼児の脳は刺激され、発達が促進されます。さらに心地良い声のトーンで語りかけながら触れると、刺激が増してより良いでしょう。また、抱っこをしてあげるだけでも乳幼児にとっては全身のトレーニングになります。

優しく触れる、語りかける、抱っこする。

どれもが、乳児に刺激を与える大切なトレーニングです。一日に何度も刺激を与え、発達を促進してあげましょう。

2～3歳　裸足で歩かせ、正しい靴を履かせる

子どもが歩けるようになったら、次のようなことを心がけてあげましょう。

- **なるべく裸足で遊ばせる（一日1時間以上が理想）**
- **子どもの足の形やサイズに合った正しい靴を履かせる**

足は、第二の心臓とも言われるほど重要な役割を果たします。

乳幼児の時期に足裏を適切に刺激することで骨格や筋肉の形成に良い影響を与え、一生の健康状態にも良い影響をもたらします。

骨格や筋肉など全身のバランスが良い形成（＝アライメント）にとって、次のようなことが悪影響を及ぼします。ぜひ気を付けてあげてください。

■子どもを抱っこするとき

NG!
×足を揃えて抱っこする
×いつも同じ姿勢で抱っこする

足を広げさせていろいろな姿勢で抱っこすると、全身がバランス良く成長します。

■子どもを寝かせるとき

NG!
×いつも同じ姿勢で寝かせる（頭の形がゆがむ原因になりやすい）

寝返りを手伝ったり、寝る向きを変えたりして、いつも同じ寝姿勢にならないよう注意してあげましょう。また寝返りできるようになるのが遅い子は、いつも同じ姿勢で寝がちです。子どもが寝返りをしたがっているときは、声を掛けて支えてあげましょう。

■子どもが歩けるようになってから

NG!

×靴が足に合っていない（全身のバランスが崩れる原因に）

足に合わない靴を履かせると、全身のバランスが崩れたまま成長してしまい、足元から全身のアライメントを崩してしまいます。3歳までに足に合った靴を履いていない子どもはO脚やX脚になる傾向も。

足元のアライメントが崩れたまま成長するといずれ様々な全身の不調に悩まされてしまいますので、子どもの一生の健康を守るためには、正しい靴を履かせることが大切です。

園児（4～6歳）に大切なこと
――いろいろな動きをさせる

4歳頃になると保育園や幼稚園に通うようになり、屋外で遊ぶ機会も増えます。道具を使って遊んだり大人の真似をしたりなど、子どもにとっては身の回りにあるもの全てが遊びに。この時期は、リンパ型・神経型などが急速に成長している途中。骨や関節が未熟なため注意も必要ですが、いろいろな動き（遊び）がバランスの良いからだづくりに大切です。

公園などでたくさん遊ばせよう

公園は「走る」「登る」「渡る」「ぶら下がる」など発育を促す動きができる環境があり、からだづくりにぴったりです。ケガに注意しながら次のような動きをさせてあげてください。

- デコボコしたところを走る
- 木や遊具に登る
- 縄などを渡る
- 鉄棒やうんていにぶら下がる

裸足で一日1時間過ごそう

足は「第二の心臓」とも言われるほど、重要な役割を果たします。1日1時間程度を裸足で歩かせると、足裏を直接刺激できます。**足裏への刺激は骨格や筋肉の形成だけでなく、一生の健康状態にも良い影響をもたらします**ので、裸足で過ごす時間を増やすだけでも健康的でバランスの整ったからだづくりができます。

正しい靴選び

毎日靴を履いて遊びまわるようになる4～6歳の時期には、「正しい靴選び」がとても大切。子どもの成長スピードは速いので、今履いている靴が足に合っているか時々チェックしてあげましょう。足に合っていない靴を履き続けた園児はO脚になる傾向があります。

靴を選ぶときは、次の点に気を付けて選んであげてください。

■4～6歳児の靴を選ぶポイント

- **サイズ（指先に1㎝程度の余裕があるように）**
- **靴底に硬さがしっかりあるか**
- **靴底の曲がる位置は自然か**
- **かかとの支えがしっかりしているか**

4～6歳の時期に気を付けること

■高いところからジャンプをしない

4～6歳の時期はいろいろな動き（遊び）をさせると良いですが、子どもが自分で危険を判断することは難しいことも。

子どもは、5歳までにおよそ二千回も転ぶと言われており、そのうちの一割（約二百回）は大きく転んでしまうことで、骨盤に強い衝撃が加わると言われています。

骨や関節の発育が未熟なこの時期は、**骨盤への強い衝撃はNG**。特に高い場所からジャンプしないよう気を付けてあげてください。

■正しい姿勢のため、まずは大人が姿勢を正す

4～6歳は自我が育って強まっている時期。「姿勢が悪い！」と注意しても、本人の意思がないと姿勢を正すことは困難です。

子どもに正しい姿勢を教えるポイントは、大人が正しい姿勢を生活の中で見せること。子どもは大人の真似をします。まずは食事の時間だけでも、大人たちが姿勢を正せるよう意識してみましょう。**正しい姿勢の維持は、アライメントを正しくするために最重要**です。

小学生（7～12歳頃）の時期に大切なこと——よく動きよく食べて基礎をつくる

小学生（7～12歳頃）の時期は、あらゆることが吸収可能な特別な時期「ゴールデンエイジ（9～12歳頃）」を含みます。この時期は特に、全身のなかでも特にリンパ型が発達し、その変化率は成人の約2倍。子どもの回復が速いのは、リンパ型が急速に発達しているため。あらゆることを吸収できて回復も早い時期ですので、よく動き、よく食べて、からだの基礎をつくっていきましょう。

小学生の時期に気をつけること

小学生（7～12歳頃）になると、子どもは一人で自由に動き回ります。正しいアライメントを形成して健康の土台をつくるために、以下のことに気を付けてあげてください。

■屋外で遊んでいろいろな動きを

同じ姿勢を長時間とり続けると、関節や筋肉の動きが固定されて姿勢が固まってしまいます。姿勢が固まると全身の流れが悪くなり、様々な不調を引き起こしてしまいます。

子どもには公園や自然などでたくさん遊ばせて、いろいろな動きを体験させてあげましょう。いろいろな動きを体験することで**関節や筋肉が固まりにくくなり、正しいアライメント（＝健康の土台）と不調が起こりにくいからだ**を育みます。

■足に合う靴を正しく履かせる

子どもは靴をきちんと履くことに気が回りにくく、いい加減に履いてしまうことも多いですよね。「**健康なからだづくり＝正しいアライメント**」**は、足元から**です。

足元が不安定では全身のバランスが崩れ、骨格や筋肉がアンバランスになってしまい、大人になってから原因不明の不調に悩まされる可能性も。

正しい靴を選び、靴をいい加減に履かないこと。これだけでも正しいアライメントを育み、子どもの将来の健康を守ってあげられます。毎回靴を正しく履くよう根気強く指導しましょう。

- **足の形に合う靴を選ぶ（つま先に1㎝程度の余裕があるサイズが理想）**
- **バンドや靴紐をきちんと締める**

■正しい歩き方を身につける

正しい歩き方のポイントは「**足先が真正面を向くように歩く**」「**ドタドタ歩かない**」の2つ。

アライメントが崩れて育たないよう、足先が外側や内側に向かないことを意識させましょう。

小学生におすすめ！　アライメントを整える体操

屋外に行けないときは、自宅でできる体操を。
ぜひ親子で一緒に励んでみてくださいね。

①その場で足踏み（もも上げ）

その場で足踏みをして、ももを高く上げましょう。
足指は下を向けず、ももと同じ向きに。
真っ直ぐ歩く練習になります。
からだに覚えさせることで、正しいアライメントに。
空いた時間に、一日に何度でも。

②かかと立ち（ペンギンさん）

ペンギンのように「かかと立ち」。
すね前方の筋肉を鍛えられます。
アライメントが足元から崩れにくくなります。

慣れたら椅子なしでやってみましょう。

③つま先立ち（キリンさん）

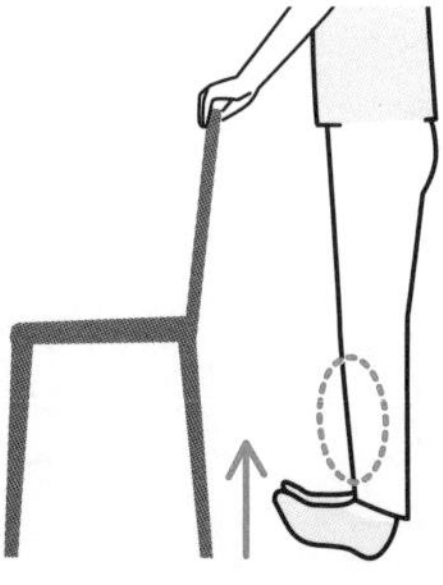

かかと立ち（ペンギンさん）

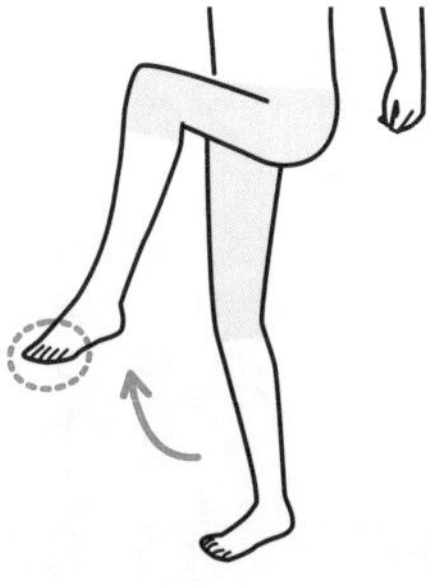

その場で足踏み（もも上げ）

キリンのように「つま先立ち」。
足首（ふくらはぎ側）の筋肉を鍛えられます。
アライメントが足元から崩れにくくなります。
慣れたら椅子なしでやってみましょう。

④ぞうきん掛け

全身の筋肉やバランス感覚を鍛えるのにぴったりな運動。
特に体幹とインナーマッスルを鍛えられます。
小学生の時期にぜひ体験させてあげてください。

⑤腕立て

「腕立て」は、肩甲骨まわりと腕の付け根を鍛えるのに効果的。
無理をせず、一日10回程度行ってみましょう。
ポイントは、ひじを開きすぎないことと、脇を締めること。
腕立てをせずにいると、子どもでも肩こりになってしまう可能性が。

昭和以前に生まれた子どもは、ぞうきん掛けなどの動きが肩こり予防になっていたようですよ。

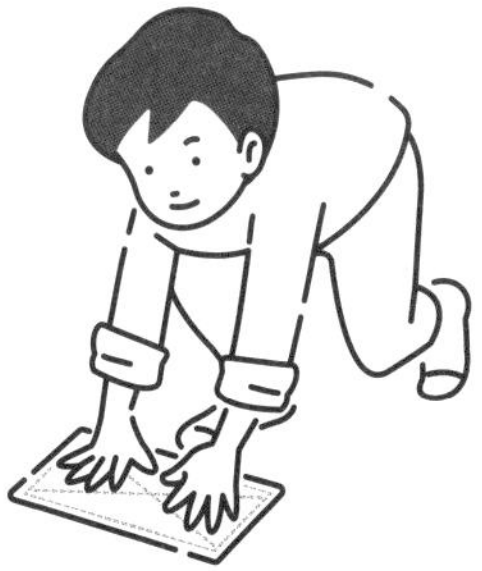

ぞうきん掛け

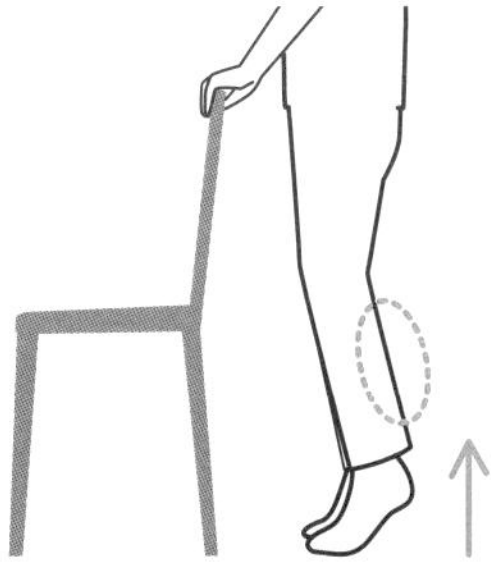

つま先立ち（キリンさん）

中学生の時期に大切なこと
――運動のしすぎも注意

健康なからだづくりには適度な運動が必須。しかし運動のしすぎも、からだに負担をかけてしまいます。

中学生になると、部活などでからだを動かす機会も増えます。気を付けるポイントを「運動不足の中学生」「運動しすぎの中学生」に分けてご紹介します。

運動不足の中学生が気を付けること

■適度に日光を浴びて、動く時間を増やそう

運動不足の中学生に、肩こりや起立性調節障害（朝どうしても起きられないなどの症状）が増えています。これらは運動不足で起こりやすいため、歩いたり軽いストレッチをしたりなど、からだを動かす時間を増やすことで改善しましょう。

起立性調節障害は、自律神経の働きが悪くなっていることが原因。脳血流の低下が関係していてとてもツラい症状なのですが、大人には理解しにくい場合も。起きられないことを叱ったり気合いで起こさせようとすると、体調を悪化させるだけでなく精神的にも追い詰めてしまいます。起床や運動を無理強いせず、病院での受診も選択肢に入れてあげてください。自律神経の働きを改善するために、昼間に太陽の光を浴びる時間も増やしましょう。

運動不足の中学生は、日光を浴びてからだを少しずつ動かすことが、健康への第一歩です。

■家事手伝いで健康なからだづくり

料理・洗濯・掃除・ごみ出し・片付けなど、家事をこなすときは立ったり座ったりしながら様々な動きをします。家事の動きは簡単そうに見えても**意外と体力・筋力が必要で、いろいろな動きがアライメントの形成に繋がります。**

家事手伝いは運動不足の子どもにとって適度な運動になり、健康なからだづくりに効果的です。本人ができそうなことからお手伝いをお願いしてみましょう。

■座っているときだけでも姿勢を正そう

骨格や筋肉の成長段階である中学生の時期は、猫背になる子が増えます。

アライメントの整ったからだに成長するには、**正しい姿勢の維持が基本です。**

食事や勉強中など着席時だけでも正しい姿勢を維持するだけで筋力のトレーニングになり、アライメントの崩れを防ぐことができます。

■体幹を鍛えよう

運動不足になると、体幹がフニャフニャしているケースが多いです。

体幹は、文字通り「体」の「幹」。**体幹がしっかりしていると正しいアライメントを保ちやすくなり、不調が出にくいからだをつくることができます。**

体幹を鍛えるのに有名な「プランク運動」は足を伸ばせるスペースさえあれば室内でいつでもでき、短時間で効果が得られやすいのでおすすめです。

所要時間 30秒 プランク運動

体幹を鍛える

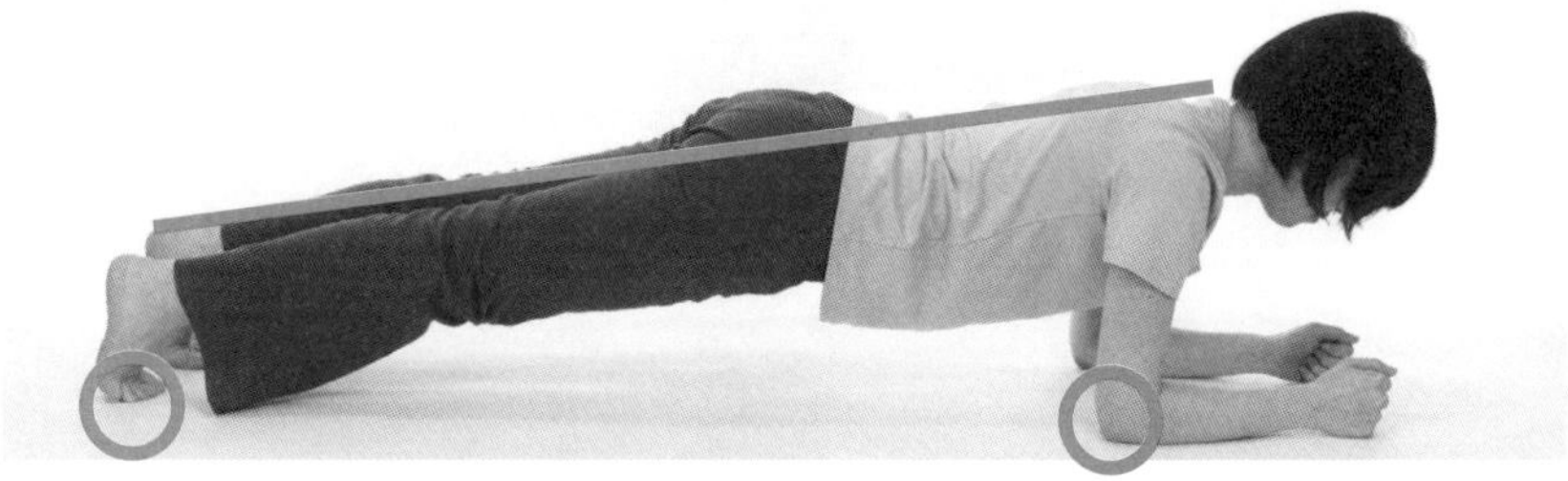

NG

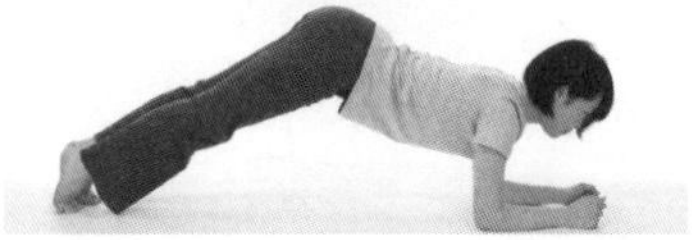

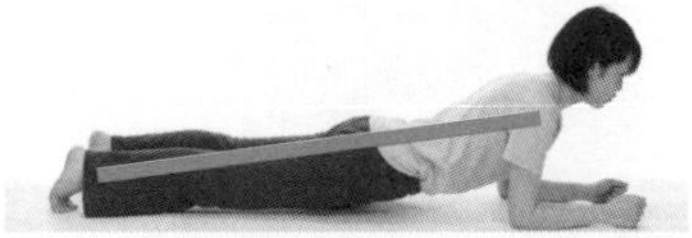

難しい場合は、ひざをついても OK ！

ひじとつま先で全身を支えて静止。
腹筋に力を入れ、板のように体を真っ直ぐ伸ばします。
腰が上がったり下がったりしないよう一直線を意識。
1 回 30 秒～ 3 分、2 セットを目安に。

・初心者は、まずは 30 秒から
・難しい場合は、ひざをついても OK ！
・できるようになったら、3 分を目指そう！

運動しすぎの中学生が気を付けること

■アライメントのチェックを頻繁に

運動をたくさんしている中学生は足腰に負担がかかっており、足部・ひざ・股関節にゆがみが出やすいため、「アライメントが崩れていないか」をしっかりチェックすることが大切です。

本書第4章の「アライメントの崩れチェック」を参考にしてください。

アライメントが崩れたまま運動し続けると、関節や筋肉に不自然な負担をかけ続けてしまい、ケガや不調が起こりやすくなり、運動のパフォーマンスも下がってしまいます。崩れに気付いたら、アライメント調整のできる先生がいる整体院などで早めに調整してもらいましょう。

■靴の減り方でもチェックできる

運動をたくさんしていると靴の減りが早くなり、靴の減り方でもからだの使い方をチェックできます。靴の内側や外側など、一部が極端にすり減っている場合は、アライメントが崩れたまま動いている証。どこかに過剰な負担がかかっています。放っておくと関節や筋肉に負担をかけて痛めてしまう可能性が高いので、早急にアライメント調整をしましょう。

■疲労骨折しないよう運動量を調節

中学生の時期は、筋肉も骨格もまだでき上がっていない成長段階。毎日の部活などで疲労が回復しきれないままトレーニングを繰り返すと、**疲労骨折**の可能性が高まります。またアライメントが崩れたままでトレーニングを行うことや、フォームが悪いままで運動し続けることも、疲労骨折の原因に。運動に夢中になるあまり過剰なトレーニングで疲労骨折を起こさないよう気を付けましょう。

過剰な運動はかえって筋肉や関節を痛めてしまうためNG。「疲れを感じたら休むことも大切」と、子どもに教えてあげましょう。

高校生の時期に大切なこと ――3つの基本「食べる・寝る・動く」

高校生の時期は、新陳代謝が最も活発で、自然治癒力も高い時期。

正しい食生活と睡眠を心がけていれば、日々の疲労は回復しやすく、**「食べる」「寝る」「適度にからだを動かす」**の3つが、この時期のからだを整えるためには最も大切です。

「運動不足」か「運動しすぎ」によって、次の点も気を付けてください。

運動不足の高校生が気を付けること

十代の頃に運動をあまりしていないと、疲れ・偏食・夜ふかしなどの油断でからだを壊してしまう可能性が高くなります。

「食べる」「寝る」をしっかり意識し、『中学生の時期に大切なこと』でもご紹介した以下の4つも取り入れてからだを適度に動かす習慣を身につけましょう。

■**適度に日光を浴びて、動く時間を増やそう**（「肩こり」「起立性調節障害」の改善にもおすすめ）

■家事手伝いで健康なからだづくり
■座っているときだけでも姿勢を正そう
■体幹を鍛えよう（「プランク運動」を一日2セット）

生涯健康でいるためには、十代の頃に生活習慣の基礎をつくっておくことが大切です。**適度にからだを動かすことでアライメントが整い、不調を起こしにくくなります。**

運動しすぎの高校生の場合

運動量が多い高校生は、**タンパク質とミネラル**が不足しがち。この2つの栄養素が不足していると、**寝ても疲労がとれなくなってしまいます。**
「食べる」「寝る」「動く」の基本は押さえつつ、タンパク質とミネラルを意識した食事を積極的に心がけると、からだが整います。同時に、野菜・海藻なども食べてミネラル補給も忘れずに。

■タンパク質の含有量が多い食品を積極的に食べる
肉類、魚介類、卵類、大豆製品、乳製品

■ミネラルの含有量が多い食品を積極的に食べる
魚介類、海藻類、ナッツ類、野菜

■睡眠不足に注意

睡眠不足や栄養不足の状態で激しい運動を継続すると、**腰痛・疲労骨折・肉離れ**などを起こしやすくなります。運動のしすぎによって、かえってからだを痛めないよう気を付けましょう。

■アライメントの崩れチェックでケガの予防

アライメントが崩れていると運動時にケガをしやすくなるため、アライメントの崩れチェック（第4章）を頻繁に行い、崩れに気付いたときは専門家に調整してもらいましょう。

『運動しすぎの中学生が気を付けること』と共通する部分も多いので、こちらも参考にしてください。

知っておいて！

その痛みや不調の根本要因は「あらゆるゆがみ」。
肩こりや腰痛などの自覚症状は、氷山の一角のようなものなのです。

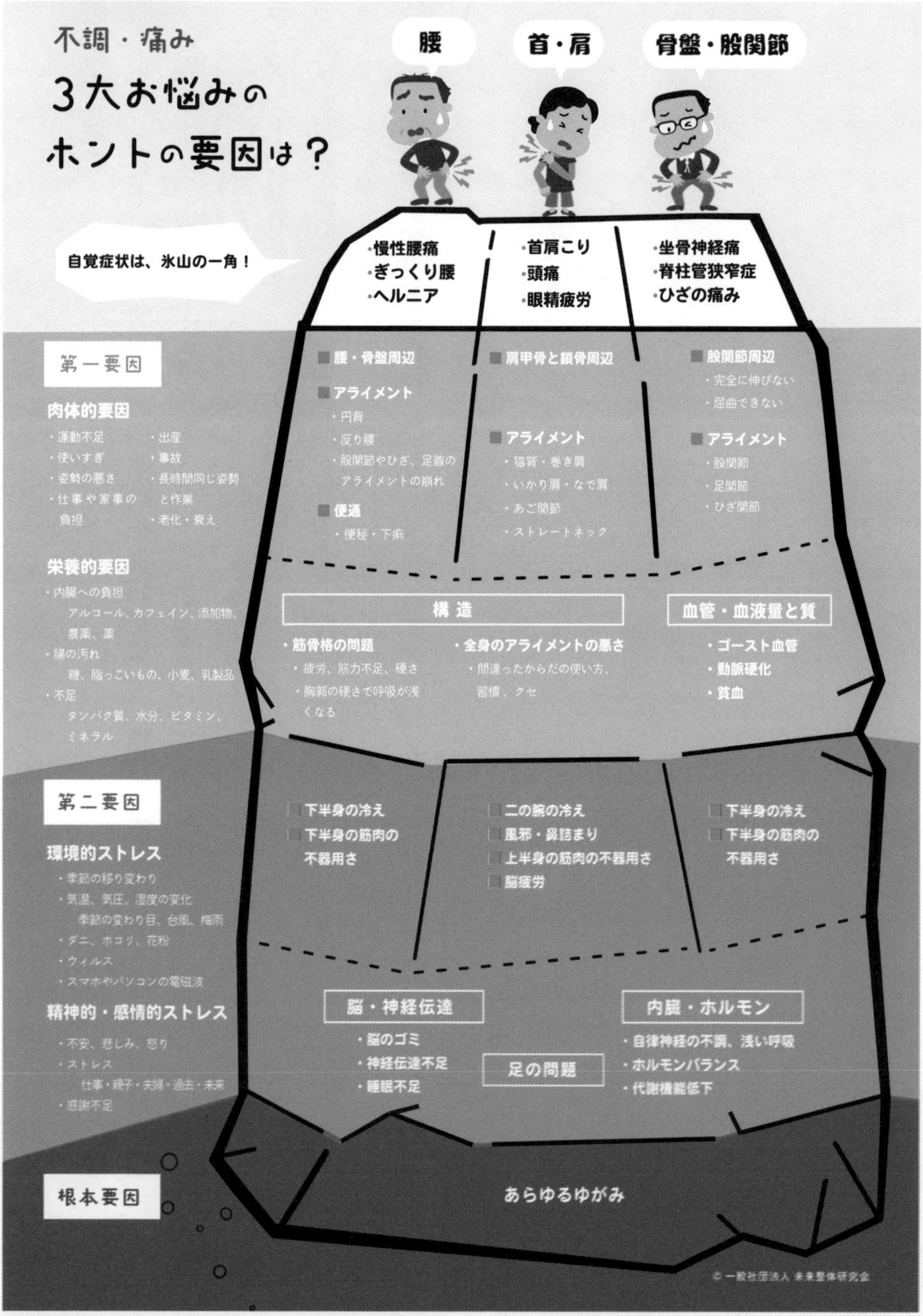

不調・痛み
3大お悩みのホントの要因は？
腰
首・肩
骨盤・股関節
自覚症状は、氷山の一角！
・慢性腰痛
・ぎっくり腰
・ヘルニア
・首肩こり
・頭痛
・眼精疲労
・坐骨神経痛
・脊柱管狭窄症
・ひざの痛み
第一要因
肉体的要因
・運動不足
・使いすぎ
・姿勢の悪さ
・仕事や家事の負担
・出産
・事故
・長時間同じ姿勢と作業
・老化・衰え
栄養的要因
・内臓への負担
アルコール、カフェイン、添加物、農薬、薬
・腸の汚れ
糖、脂っこいもの、小麦、乳製品
・不足
タンパク質、水分、ビタミン、ミネラル
腰・骨盤周辺
アライメント
・円背
・反り腰
・股関節やひざ、足首のアライメントの崩れ
便通
・便秘・下痢
肩甲骨と鎖骨周辺
アライメント
・猫背・巻き肩
・いかり肩・なで肩
・あご関節
・ストレートネック
股関節周辺
・完全に伸びない
・屈曲できない
アライメント
・股関節
・足関節
・ひざ関節
構造
・筋骨格の問題
・疲労、筋力不足、硬さ
・胸郭の硬さで呼吸が浅くなる
・全身のアライメントの悪さ
・間違ったからだの使い方、習慣、クセ
血管・血液量と質
・ゴースト血管
・動脈硬化
・貧血
第二要因
環境的ストレス
・季節の移り変わり
・気温、気圧、湿度の変化
季節の変わり目、台風、梅雨
・ダニ、ホコリ、花粉
・ウィルス
・スマホやパソコンの電磁波
精神的・感情的ストレス
・不安、悲しみ、怒り
・ストレス
仕事・親子・夫婦・過去・未来
・感謝不足
下半身の冷え
下半身の筋肉の不器用さ
二の腕の冷え
風邪・鼻詰まり
上半身の筋肉の不器用さ
脳疲労
下半身の冷え
下半身の筋肉の不器用さ
脳・神経伝達
・脳のゴミ
・神経伝達不足
・睡眠不足
足の問題
内臓・ホルモン
・自律神経の不調、浅い呼吸
・ホルモンバランス
・代謝機能低下
根本要因
あらゆるゆがみ
© 一般社団法人 未来整体研究会

第9章
イキイキ元気になった！お客様の症例

アライメントを整えることは、強い痛みを抱える**急性期**の人にも、長期間の不調を抱える**慢性期**の人にも効果的です。また**日常での不調緩和**はもちろん、スポーツでの**ケガの予防やパフォーマンスアップ**にも繋がります。

ここでは、アライメントを整えて元気になられた症例をご紹介します。

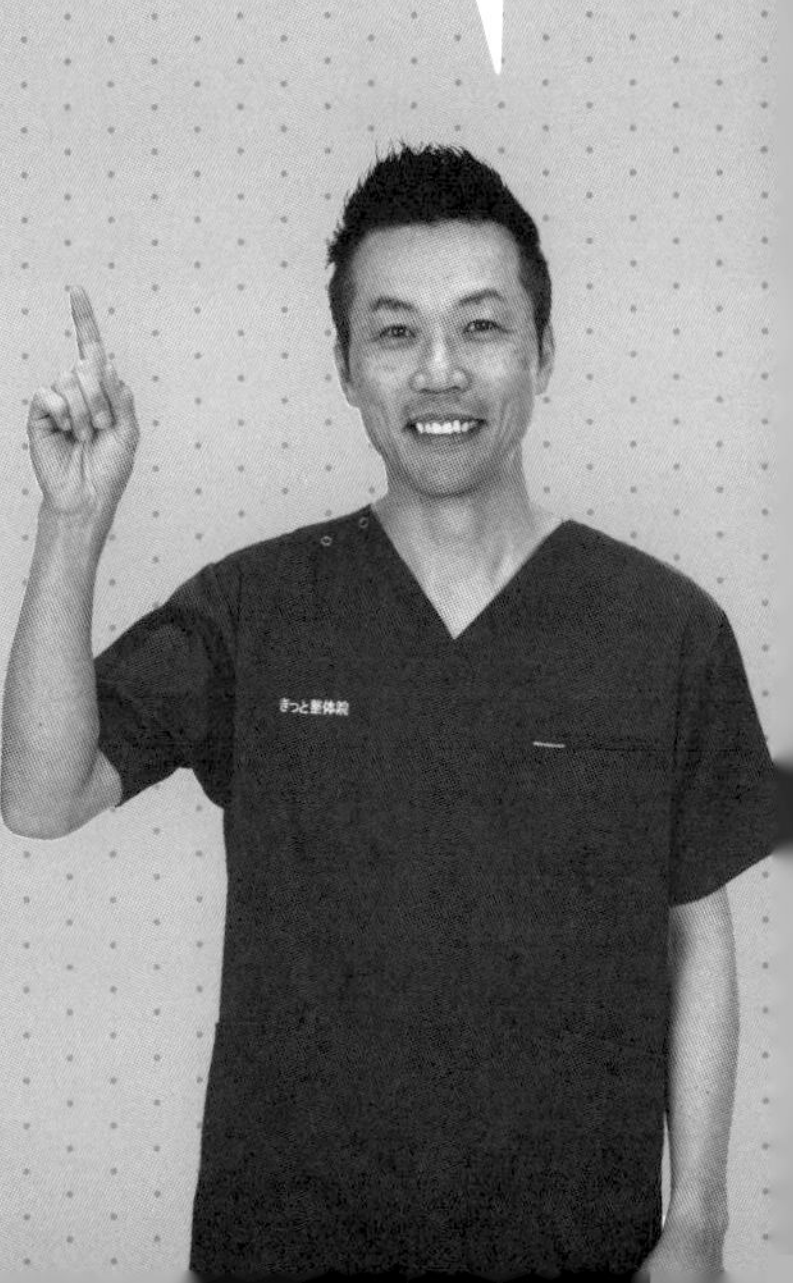

寝つきの悪さ・睡眠障害をアライメントで緩和

整体院には、**睡眠障害**に悩んで来院される人も多くいらっしゃいます。
よくある症状は…

・寝つきが悪い
・夜中に何度も目を覚まし、朝起きられない
・起きても疲れが抜けない

睡眠障害の大きな原因は、姿勢と呼吸です。

お腹が張っていたり巻き肩になっていたりしている人が多く、「寝やすい姿勢が見つからない」「仰向けで寝るときつい」という人も多いようです。そのため横向きで寝ることを楽に感じますが、横向きで寝ることは左右どちらかのからだを圧迫し続けるため良くありません。

睡眠障害で悩んでいた人がアライメントを整えると、**胸郭（肋骨や横隔膜）が広がって、呼吸がしやすくなります。**そして、仰向けで寝ることが楽に感じられるようになります。

仰向けの姿勢でゆったりした呼吸でいられると入眠が良くなってぐっすり寝られ、**睡眠の質が向上する**ケースが多いのです。

アライメントを整えて正しい呼吸ができるようになることが、睡眠の質を上げるポイントです。

睡眠のことで悩む患者さんには、私はカウンセリングで一日のサイクルを聞かせていただき、改善点を一緒に見つけていくようにしています。

また睡眠の悩みを抱えている人は、**慢性的な肩こりや頭痛、疲れやすさ**を同時に抱えているケースが多いです。

これは睡眠で回復できないため、慢性症状になってしまっているから。

「肩こりで通院しはじめたのに、寝つきもすごく良くなりました！」と、嬉しそうに報告してくれる人も多いんですよ。

自律神経系の不調もアライメント調整で動けるように

近年、**自律神経系の不調**を抱えて来院する方も増えてきました。

次のような症状です。

- **昼夜逆転**
- **寝られない**
- **だるい、無気力、動けない**
- **起き上がれない**

あるとき、お客様のご紹介で来院された30代の男性がいらっしゃいました。彼はフリーランスのデザイナー。自律神経の不調と抑うつ症状があり、自宅から出るのが難しい状態にもかかわらず来院してくださいました。

抑うつ状態の人は、**呼吸が浅い**ケースがほとんどです。

またからだを動かす頻度が低いため、**筋肉が使えていないうえに硬くなっていて、可動域も狭くなっています。**

動かなければならないのに動けないのが、自律神経失調症や抑うつの症状。

そのため症状を抱える人に「運動しましょう」と伝えても、最初はできません。無理をすると運動自体がストレスになって挫折するだけでなく、体調によって動けたり動けなかったりすると、「自分はダメだ」と感じて症状をさらに悪化させてしまいます。

できないことは無理してやらなくて大丈夫です。まずは、からだを動かす準備からはじめます。

この男性には、**寝ながらできる「体操」**からスタートしていただきました。

可動域が広がってきたら、次は筋肉の収縮運動。

「これならできそうですか?」と確認しつつ、**寝ながらできる「運動」**をしていただきました。

次に**座ってできる運動**、そして**ウォーキング**…と、少しずつ運動量を変化させていくことで体調が良くなっていきます。

男性は少しずつ元気を取り戻され、4ヶ月後にはご自身でジムに入会し通えるようになりました。

夕方にはパンパンだった長年の肩こり アライメント調整で緩和

「毎日夕方ぐらいになると、**肩の痛みで仕事への集中力がなくなり、仕事終了時には肩がパンパン**。それが当たり前になっているので、改善したい」

このような悩みを抱えて、30代の女性理容師さんが来院されました。

彼女は、**肩こりの人に併発しやすい睡眠障害**も同時に抱えていらっしゃいました。

最初の1ヶ月間は、週2回のペースでアライメント調整。

すると、午後になっても肩こりが気にならなくなり、仕事が終わった後の**疲労感も軽減**したそうです。

「**疲れの感じ方が全然違う！**」と喜んでくださいました。

夜にぐっすりと寝られ、朝も以前よりスッキリと起きられるようになったそうです。

「もう二度とあの状態には戻りたくないから」と、現在も定期的に来院されています。

良くならないひざ
ヒールで楽しく踊れるように

社交ダンスが趣味の60代の女性。

「**ひざの痛み**があってヒールを履いて踊りにくくなり、病院で注射を打ったり湿布をもらったりしていたけど、なかなか良くならない…」と来院されました。

初回時に「**新・整体分析**」をすると、彼女の場合は、**足首と股関節の可動域**を広げることでひざへの負担が軽くなることが判明。

最初は週2回ペースでアライメントを調整し、**3週間ほどでひざの痛みが緩和**。

「楽しく踊れるようになった！」と喜んでくださいました。

関節の可動域を広げてから筋肉を再教育すれば、多くの場合、緩和していきます。

腰の痛みの恐怖感から解放

慢性的な腰痛を抱える40代の男性が、年に何回か起こすぎっくり腰のときに来院されました。初回時に「**新・整体分析**」をすると、腰痛の原因は**ゆがんだ姿勢**と判明。

当初は強い痛みを訴えていたので腰には直接触れず、「**疼痛回避姿勢**」**のアライメント**に整えていきました。

人間は普段、痛みを和らげる姿勢を無意識に探しています。その「**痛みが出にくい姿勢（疼痛回避姿勢）**」をすると楽になるため、その姿勢に自然となれるようなアライメントを意図的につくってあげると、**急性期は痛みのない状態で日常生活が送れるように**なります。

その後は1〜2週間ほど様子を見ながら、次は「**腰痛の起きにくいアライメント**」に修正。そしてその姿勢が維持できるよう**筋肉の使い方**を覚えてもらいました。「**筋の再教育**」です。

このようなメンテナンスを継続するうちに、年に何度も起こしていた**ぎっくり腰を起こさずに1年以上が経過**しました。

完治の定義にもよりますが、「**痛みが出る恐怖感がなくなった。日常で困らなくなった！**」と大変喜んでいただいた例です。

繰り返すねんざを克服して海外プロリーグへ

足首のねんざを何度も繰り返して手術を経験した大学生のサッカー選手。「病院でリハビリを終えたが、パフォーマンスが上がらない」と来院されました。

「**新・整体分析**」をすると、足首を何度もねんざしてしまう理由が判明。彼の場合は、**重心の位置とバランスの崩れ**が原因でした。**感覚でイメージしている自分の動きと、実際のからだの動きのギャップが大きい**ため、思わぬねんざを繰り返しているようでした。

施術では**アライメント調整**をしつつ、**からだの動きと自分のイメージが一致するように神経筋を再教育**。**からだ全体の使い方**を覚え直してもらいました。

そして日常では、自分の動きを動画撮影してみることをアドバイス。すると、**イメージ通りにからだが動いていないことを自覚**できたようでした。そこで私が**筋肉の使い方**などをフィードバックし、**動きを修正するトレーニング**を指導。しばらくしたらアライメントにズレが出ていないかを確認し、またフィードバック、トレーニング指導…。

月1~2回のペースで通院していただき、約3ヶ月後には海外プロリーグへ挑戦。現在は海外プロリーグに在籍して頑張っています。

50メートルしか歩けなかったけれど連続で歩けるように

脊柱管狭窄症の80代の男性。初来院時は、50メートルも歩くと足が痛く、力が入らなくなって、**途中座りながらでないと歩けない**ほどでした。

初回で「**新・整体分析**」をして、痛みの原因を特定。

最初の1ヶ月間は週2回のペースで通院していただき、**アライメントを調整**。

そして少しずつ通院ペースを落としてもらい、最小限の通院にしましたが**アライメントを整えることで筋機能が向上**。

通院するにつれて**筋肉が上手に使えるように**なっていき、**今では4〇〇メートル以上を連続で歩けるように**なっています。

現在は運動も兼ねて、月1～2回のペースで通っていただいています。

第10章

これからの施術業界のために施術家へ伝えたいこと

多くの施術家が抱える問題「緩和できない痛み」

多くの施術家たちは、施術方法に迷いがあるのではないでしょうか。

第2章でお話ししたように、私も若い頃はいわゆるセミナー依存でした。そして模索しているうちに、**「緩和できる痛み」と「緩和できない痛み」**があることがわかってきました。しかし当時はまだアライメントの重要さに気付いていなかったため、私には「緩和できない痛み」がたくさんありました。アライメントを整えているつもりでも局所的。「全体を整える」ということを、今ほど重視していませんでした。

それに当時は、「痛みをとるための○○法」のような何かすごい技術がどこかにあるんじゃないかと探していました。しかし何をやっても、お客様の痛みを緩和してあげることは難しかったんですよね。そして様々な施術方法や技術を見て学び続けるうちに、

「それらはあくまでも小手先なのでは…」

と薄々気付いていきました。どれも素晴らしいけれど、**根本的な解決にはならない**のです。

今だから言えることは、**安静にすることも大事、アライメントも大事、手技も大事、正しい**

運動も大事、機器の力を借りることも大事。

施術も考え方も、局所的では良くなりません。**全体を見ることの大切さ**に気付けたのは、お客様たちと関わらせていただいたからです。

今は、体内で炎症を起こしているのでなければ、ある程度は痛みを和らげてあげられるケースが多いです。

神経・血管・内臓を整える「マシンアライメント」

整体では一般的に、人間の手で筋肉をほぐし関節を動かすことで、痛みが軽減したり一時的に姿勢が良くなったりします。また補助的な役割で、ビリビリとした刺激を与える電気機器が用いられます。

私も施術を行うにあたって、手技だけでなく電気機器による施術も重視しています。

一般的に、**手による施術では、主に筋肉・骨・関節のアライメントを整えることができます。**整えられた姿勢の変化に伴って神経・血管・内臓のアライメントもある程度は整いますが、これらをピンポイントで整えるには達人や神の手と言われるようなスペシャリストでないと難しく、近くにそういう先生がいらっしゃれば良いですがなかなかそうはいきません。

そこで活躍してくれるのが、特殊電気機器です。

一般的に、**電気機器を使うことで、ピンポイントで神経・血管・内臓のアライメントを整えることができると言われています。**電気機器は多くの施術家にとって助けになり、お客様を助けることに繋がります。

電気機器には大きく分けると、次の2つの目的があります。

① 痛みを緩和する

② 回復を促す

ただし、この2つは似ているようで全く異なり、同時にかなえることはできません。

なぜなら、それらを支配している神経回路が違うからです。

痛みが伝わる仕組み（例：ぎっくり腰）

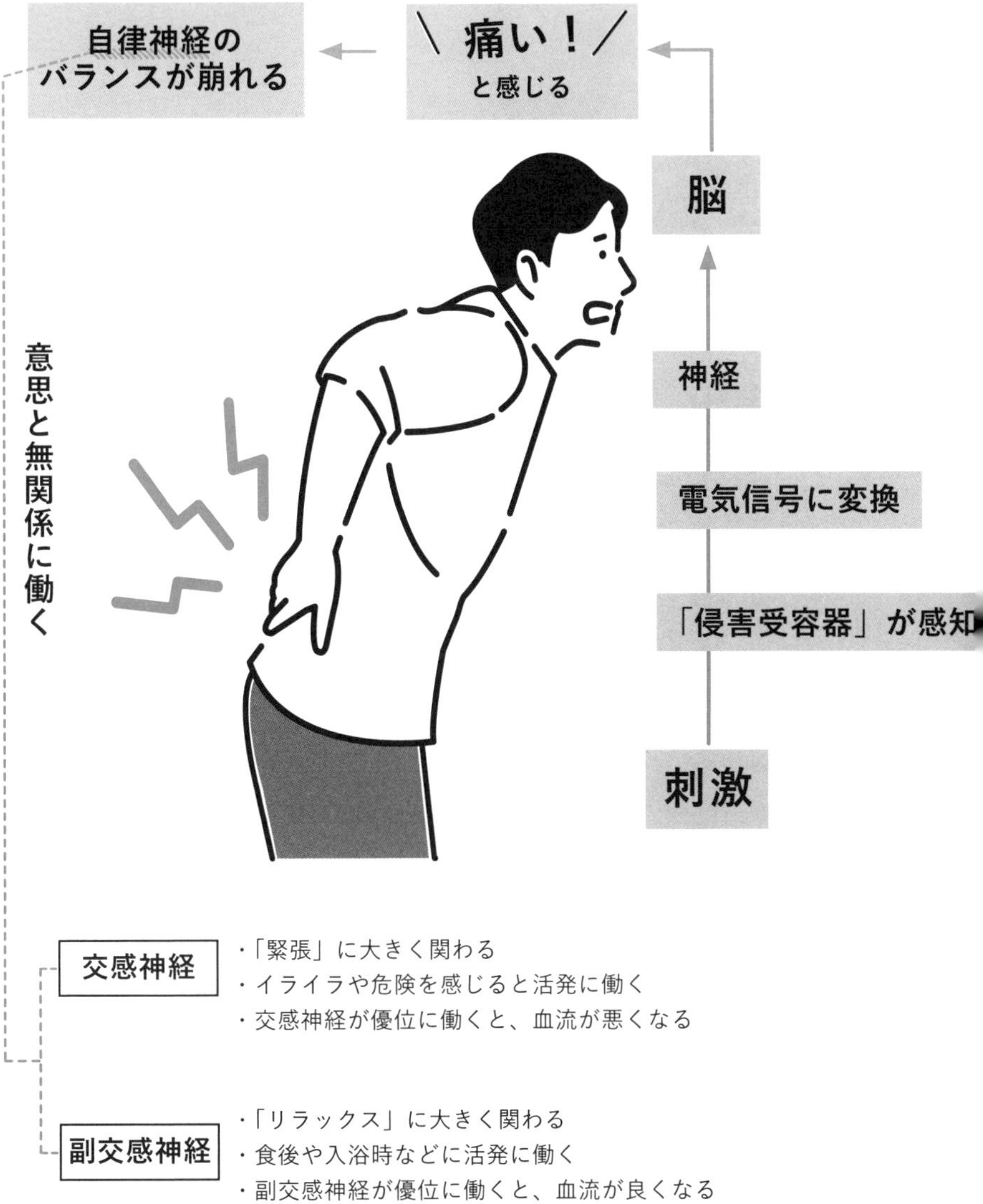

アライメントを整えることはお客様の痛みの緩和に繋がる

「痛みの緩和」は交感神経と関連があり、「回復を促す」ことは副交感神経と関連があります。

したがって、**「痛みを緩和する」と「回復を促す」の2つを同時にかなえることはできない**のです。

ここで重要なのは、**どのような不調をいつまでにどのような状態にしたいか**ということです。

2つを同時にかなえることはできませんが、**アライメントを整えることは、「痛みを緩和する」ことにも「回復を促す」ことにも繋がると考えられます。**

・神経のアライメントが整う　**↓しびれが改善しやすくなる、運動能力が向上しやすくなる**
・血管のアライメントが整う　**↓冷えやむくみが改善しやすくなる**
・内臓のアライメントが整う　**↓代謝が上がり痩せやすくなる**

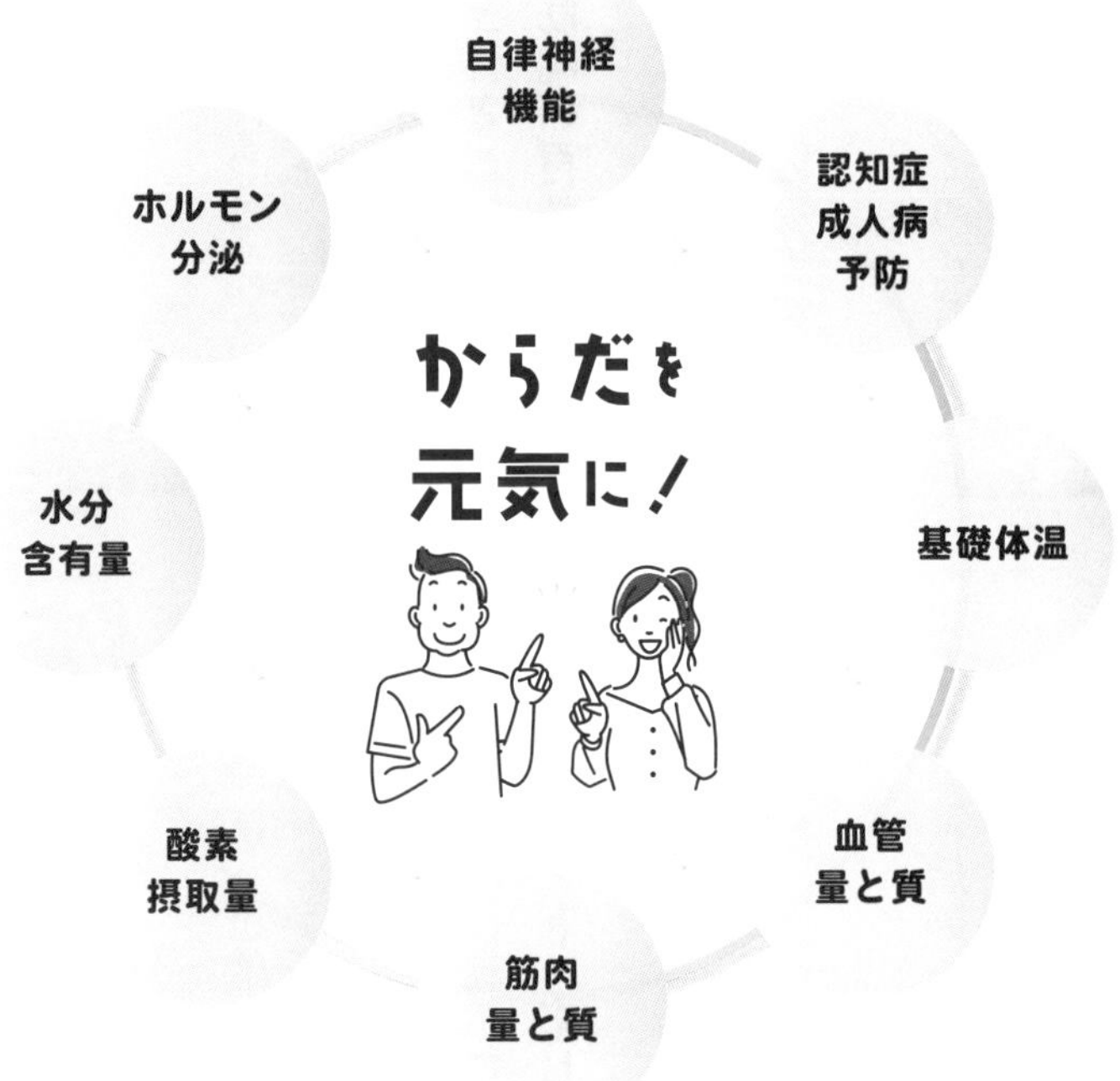
自律神経
機能
認知症
成人病
予防
基礎体温
血管
量と質
筋肉
量と質
酸素
摂取量
水分
含有量
ホルモン
分泌
からだを
元気に！

ホルモン分泌

40 歳ごろから女性ホルモンは急激に減少し、女性機能が老化しはじめます。

自律神経機能

「疲れ」をつかさどる自律神経の機能は年々低下。20 代と比較すると 40 代で 1/2、60 代で 1/4 まで減少します。

認知症・成人病の予防

認知症になる約 30 年前から「アミロイドβ」（脳のゴミ）が溜まりはじめ、自覚症状が薄いまま認知機能低下が進行します。

水分含有量

年齢によって体内の水分率は変化。成人の体内水分率は約 60%ですが、高齢者になると約 50%に減少します。

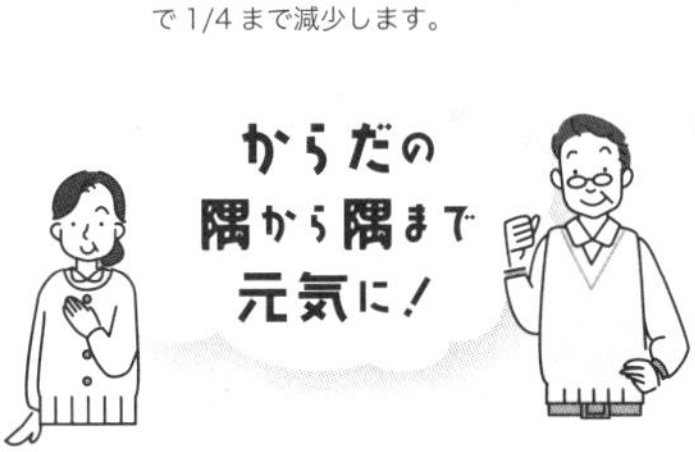
からだの
隅から隅まで
元気に！

基礎体温

年齢とともに平均体温は低下。50 歳以上の体温は、30 代よりも平均で 0.2%低くなります。

酸素摂取量

酸素摂取量は 20 代でピークに達し、その後は徐々に降下。60 歳で酸素摂取能力は半減します。

筋肉の量と質

下肢の筋肉量は 18〜24 歳を 100 とした場合、55〜64 歳には 15%減少、75〜84 歳には 30%減少します。

血管の量と質

40代頃から新陳代謝は低下。毛細血管のゴースト化も始まります。20 代の毛細血管の量を 100%としたとき、60 代・70 代では約 40%も減少します。

お客様が抱えている個々の原因を追究しよう

私が現在行っている施術の考え方と技術は、正確には次の3つに集約されます。

①アライメント調整　…骨格だけでなく、筋肉・内臓・神経・血管なども調整する
②全体とユニット　…局所と全体を相互に見ることを繰り返しながら調整する考え方
③筋肉の再教育　…正しいアライメントに応じた正しい筋肉の使い方を覚え直させる

これらは起こっている**症状**に対して施術を行うのではなく、**その人が今抱えている問題に対して個々に原因を追究していきます。**

例えば、肩こりの症状を良くしようとして肩のみを施術するのではなく、「なぜこの人は、肩こりが起きているのか？」を個々のケースとして考え、カウンセリングやボディチェック、その他の分析によって原因を追究して施術します。肩こりが起こる原因は、人それぞれ違います。考えてみれば当たり前のことですよね。

セミナー依存は終わりにしよう

「アライメントを整える」という確信に至り、それを軸にしてからの私は、新しい情報に振り回されなくなりました。**アライメント調整を正しく行えれば全身の不調は和らいでいきます。**基本の大切さを知ると、闇雲にあれもこれもと振り回される必要がなくなります。私の師匠たちも、何十年もかかってようやくたどり着いた結論がアライメントだったはずです。

施術家のあなたは、私のように遠回りしないでください。

その時間を、一人でも多くのお客様を元気にするために使ってもらえたらと思います。

優秀な施術家仲間を増やしたい
学びの集大成を次世代へ

私は今、志を共にしてくれる施術家を探している道の途中です。

「どこに行っても治らない人に対応できる、優秀な施術家を増やさなくては」

という情熱に突き動かされています。

全国の施術家に向けて、経験や技術、考え方を惜しみなくお伝えしていきたいと思っています。私のもとで学んでいただいた施術家がご自分の地域の人々の健康を守り、お客様から「先生ありがとう！」と感謝され、その報告を聞くことができたなら…。私にとって最高の喜びになるでしょう。同じ志を持って共に歩んでいける仲間をつくっていきたいのです。

これから施術家を目指したい人は、アライメントの正しい考え方と技術をぜひ身につけてください。この普遍的な知識はベースとなって施術家人生をしっかりと支えてくれます。

これまでも全国各地で講演等を通じてお伝えしてきましたが、今後も多くの仲間・同志と共に成長し、進んでいけたらと願っています。

「困っている人を助けたい」
「お客様の痛みを和らげてあげたい」
「たくさんの人が元気でイキイキ過ごせる世の中に！」

これらの想いに共感してくださる施術家さんは、ぜひご連絡ください。

施術家・施術家を目指す皆さま へ
「一般社団法人 未来整体研究会」のご案内

一般社団法人 未来整体研究会は、日本全国に**最高の施術と経営を追求した安心と信頼の施術家ネットワーク**をつくるため、様々な活動をしています。

「これからの施術家は、自身の心もからだも精神も"楽笑"であってほしい。そしてその施術家たちの貢献によって、世界中の人たちが100歳になってもイキイキ元気に過ごせる世の中になるように。」

私たちの想いに共感してくださる施術家さんや経営者さん、これから施術家を目指す方々はぜひお問い合わせください。

一般社団法人 未来整体研究会

大阪府大阪市浪速区元町1-2-17-7C TEL 06-6556-9633

https://miraiseitai.info/miraiseitai

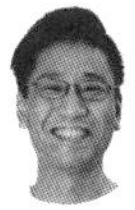

代表理事：倉幹男

・幹整体院（名古屋市緑区）、きのて整体院（名古屋市天白区）代表
・柔道整復師
・日本足づかみ協会 代表
・著書『足の小指を動かせば一生歩ける』

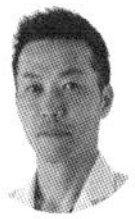

副理事：高原信二

・きっと整体院（大阪市浪速区）最高技術責任者
・理学療法士
・日本足づかみ協会 特別講師
・著書『からだはアライメントが9割』

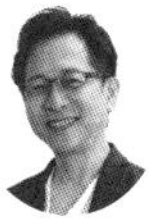

副理事：村上燿市

・合同会社アースエレメント 代表
・個性學シニアエバンジェリスト

健康や施術家さんに役立つ情報をお届けしています！

未来整体メディア

https://miraiseitai.info

私の施術家半生を振り返れば、常に「まだまだ！」と悔しい思いばかりしてきたように思います。

理学療法士になったばかりの頃は、先輩や指導者たちよりも明らかに実力不足。憧れていた仕事なのに挫折を感じることが多く、悔しい思いをたくさんしました。

初めて責任者として帯同した全国大会では、ケガをしたエース選手に十分なパフォーマンスを発揮させてあげられず、悔し涙を流しました。

「まだまだ……！」という想いは私を突き動かし、痛みを和らげる治療法を探し求めてあらゆる勉強会に参加しました。

それでも納得せず、休日返上で、全国を飛び回って勉強会に参加。高級車が買えるほどの金額を注ぎ込んで、借金をしながら目標を追いかけました。妻や子どもたちには大変な思いをさせ続けてしまったことを、申し訳なく思っています。そして、何より感謝しています。

ある時は「よし、だいぶ成長した！」と思い、師匠のもとへ足を運びますが、師匠の技術を目の前にすると、自分とはレベルが全く違うのです。私はひよっこのようでした。「自分はまだまだ…」と気付かされ何度も繰り返す日々。そのなかで大きく成長を続けられたように思います。「早く師匠の領域に行きたい」という一心で、勉強し続けていた毎日でした。

講演会の依頼をいただいたときも、まだまだ勉強しなければと、学びを深めているところでした。

そんなとき、施術家仲間の倉先生が私にくださった言葉が、

「高原先生のスタンダードは、他の施術家とレベルが違う！」

「まだまだ足りない…」と思っていた自分の中のスタンダードが、いつのまにか他の施術家にとっての価値になっていることを知った瞬間でした。

しかし私は今でも毎日、「まだまだ…」と思いながら走り続けています。

施術にテンプレートはありません。ある程度のパターンはあっても、必ずしも全員には当てはまらないのです。

お客様を目の前にして、

「何で良くならないんだろう、この前はこの方法で緩和したのに…」と思うことがあったら、それは「お客様の全体がみえていない慢心だ」と自分に言い聞かせています。同じような痛みでも、痛みの原因が全く違うことがあるからです。痛みの根本原因に対処できていないのかもしれません。

お客様に教えていただく気持ち。話をよく聴いて総合的に分析して、施術させていただく。日々のカウンセリングやコミュニケーション、施術の積み重ねが、学びです。

そんな私の姿を見て、ある方が私のことを「未完の施術家」と名付けてくださいました。

私はこのあだ名をとても気に入っています。完成することがないということは、無限に成長できるということ。

目の前に患者さんがいる限り、常に学ばせていただくことがあります。

世の中に新しい電気機器が誕生するたびに、学びと発見があります。

終わることはありません。

そして私は今、まだ四十代。「イキイキ元気に１００歳」をどうしたら実現できるかの本当の答えは、自分が実際に１００歳になった後でないとわかりません。未知の領域なのです。日々実践と向上、学びを続けているところです。

しかし時代がどんなに激変しても、「アライメント理論」は現代人にとって原理原則。

アライメントという考え方を普及させながら、経営者として施術家として、家族やスタッフ、地域の方々、どこに行ってもどうにもならなかった方々の健康を守り、世の中に貢献していこうと思っています。


私がこれまで学ばせていただいたことをみなさんに惜しみなくお伝えすること。

そして同じ志を持って共に歩んでいける仲間を日本全国に作ること。

その仲間たちが地域の健康を守り、「施術家が憧れの職業」と言われる社会をつくること。

それが、私の仕事です。


たくさんの人の健康と人生が、そして世界が、きっと良くなることを信じて。

２０２４年１月吉日
大阪難波のきっと整体院にて

高原　信二

高原 信二（たかはら しんじ）

理学療法士。『きっと整体院』最高技術責任者。
2001 年に長崎リハビリテーション学院を卒業後、外来者数が 1 日 500 人を超える大型整形外科に勤務。10 年以上にわたる人体解剖や医学論文発表を経験する。同時にオリンピック日本代表を担当する超一流スポーツトレーナーらに 15 年以上師事し、世界トップレベルの考え方と技術を体得。国体など数々のスポーツ現場に帯同し、トップアスリートのリハビリなどを担当。これまで延べ 20 万人以上をみてきた経験を持つ。
2020 年、経営者仲間と共に大阪難波に『きっと整体院』を開院。「新・整体分析」と「アライメント調整」の考え方をベースにした施術は「病院でも良くならなかった痛みが緩和した！」などのクチコミと紹介で評判に。お客様と日々向き合いながら、講演会などで施術家教育に励んでいる。

編　　集　北島丸理奈
デザイン　北島丸理奈
撮　　影　鈴木和宏（株式会社 Ribbon　p114 ～ 129）
モ デ ル　山田祐湖 ／小笠原有香吏
イラスト　コノハ（幹整体院　p100,135）／イラスト AC
校　　正　聚珍社
執筆協力　倉幹男（一般社団法人未来整体研究会）／北島丸理奈

協　　力　きっと整体院（大阪市）／ 幹整体院（名古屋市）／ きのて整体院（名古屋市）

からだはアライメントが 9 割
－骨・筋肉・関節・神経・血管・内臓などの「並び具合」が大切－

2024 年 1 月 28 日 発行

著　　者　高原信二
発 行 人　倉幹男
発　　行　星叶ブックス
〒 556-0016　大阪府大阪市浪速区元町 1 丁目 2-17-7C
発　　売　サンクチュアリ出版
〒 113-0023　東京都文京区向丘 2-14-9
TEL 03-5834-2507 ／ FAX 03-5834-2508
印 刷 所　株式会社アイブレーン
